泌尿外科学临床实践

彭圣林　雷　静　曾广启　崔　勇　叶学荣　蒋永超　主编

上海大学出版社

图书在版编目（CIP）数据
泌尿外科学临床实践 / 彭圣林等主编. -- 上海：上海大学出版社, 2024. 12. -- ISBN 978-7-5671-5174-1
Ⅰ. R69
中国国家版本馆CIP数据核字第2025KE4753号

责任编辑　陈　强
封面设计　品雅传媒
技术编辑　金　鑫　钱宇坤

泌尿外科学临床实践
彭圣林　雷　静　曾广启　崔　勇　叶学荣　蒋永超　主编
上海大学出版社出版发行
（上海市上大路99号　邮政编码200444）
（https://www.shupress.cn　发行热线 021-66135112）
出版人　余　洋
*
山东品雅文化传媒有限公司排版
上海华业装璜印刷厂有限公司印刷　各地新华书店经销
开本 710mm × 1000mm　1/16　印张 10.75　字数 191千
2024年12月第1版　2025年4月第1次印刷
ISBN 978-7-5671-5174-1/R·96　定价：98.00 元

编 委 会

主　编　彭圣林　宜春市人民医院

雷　静　广州市中西医结合医院

曾广启　青海省妇幼保健院

崔　勇　河南中医药大学第一附属医院

叶学荣　中国人民解放军火箭军特色医学中心

蒋永超　威海市中心医院

副主编　李世宾　新乡市中心医院

郑　涛　蒙自市人民医院

莫宙耘　湖南省益阳市中心医院

廖俊淦　永州市中心医院

廖　炀　重庆大学附属江津医院

王得胜　永州市中心医院

胡科兵　南昌市新华医院

陈尚明　益阳市中心医院

胡　奇　永州市中心医院

沈　博　郓城县人民医院

前 言

随着社会经济的发展，国民生活方式发生了深刻的变化，泌尿外科疾病发病率不断上升，严重影响了人们的生活水平。同时随着医学科技的发展，泌尿外科学内容不断更新和完善，新的治疗技术和措施不断应用于临床，取得了较好的效果。本书作者根据自身多年临床经验，结合中外泌尿外科的最新研究成果，编成此书。

本书从泌尿外科常规检查、泌尿外科疾病常见症状开始，然后重点阐述了泌尿外科的常见疾病，每章节基本按照病因、发病机制、临床表现、手术方式、手术适应证这一框架结构进行讲述。本书取材新颖，突出临床实用性和科学性，希望能为泌尿外科及相关科室同仁处理相关问题提供参考，也可作为医学院校学生和基层医护工作者学习之用。

在编写过程中，由于涉及内容广泛，疾病种类繁多，难免存在疏漏和不足之处，望广大读者提出宝贵意见。

编 者

2024 年 10 月

目　录

第一章

泌尿外科常规检查

第一节　泌尿系统体格检查

泌尿男性生殖系统的体格检查是泌尿系统疾病基本诊断步骤中的重要组成部分，是医师取得最直接的第一手资料的重要步骤，应认真、仔细完成。

一、肾脏区域检查

正常肾脏如人的拳头大小，位于腹膜后脊柱两侧，位置较高，不易触及。由于腹腔的右侧有肝脏，因此右肾的高度要略低于左肾。在儿童和较瘦女性，深吸气时检查者能触及肾下极，而触及成年男性的肾脏十分困难。

检查要点及异常发现：

(1) 望诊。注意观察两侧肾区是否对称，肋脊角、腰部或上腹部有无隆起。较大的肾积水、肾肿瘤及囊肿，可在患侧腰部或腹部发现圆形隆起。

(2) 触诊。①受检者仰卧位，屈髋屈膝，使腹肌松弛。采用双合诊，检查者一手在受检者相应侧背部肋脊角将肾脏托起，嘱受检者做深吸气动作，另一手在前腹壁的肋下缘做深部触诊。正常肾脏一般不能触及，有时右肾下极在深呼吸时刚能触及。当肾脏肿大、下垂或异位时，则可被触及。②儿童的腹部较薄，因此肾脏触诊相对容易。③新生儿肾脏触诊时，检查者只要将拇指放在前腹壁的肋下，其他手指在后部将肋脊角托起，一只手检查就容易触及肾脏。④疑有肾下垂时，应取立位或卧位检查。

(3) 叩诊。肾区叩诊可了解有无叩击痛，以左手掌贴于肋脊角区，右拳叩击左手背，当肾区有叩击痛时表明该侧肾脏或肾周存有炎症。输尿管结石在肾绞痛发作时，该侧肾区也有叩击痛。叩诊要尽量轻柔，因为有炎症的肾脏对叩击震动极为敏感。

（4）听诊。在两侧上腹部和腰部听诊，如有血管杂音，应考虑肾动脉狭窄者或动脉瘤等病变。有时大的肾动静脉瘘听诊也可闻及血管杂音。

二、输尿管区检查

沿输尿管走行进行深部触诊，观察有无触痛。输尿管在腹膜后脊柱两侧，由于位置深，一般不易触及。输尿管触痛，提示输尿管可能有病变。

三、膀胱区检查

检查要点及异常发现：

（1）望诊。当膀胱内尿量达到500mL以上时，在下腹部可看到充盈膀胱的轮廓。

（2）触诊。正常膀胱在不充盈时不能触及，在膀胱内尿量达到150mL以上时方可触及。

（3）叩诊。比触诊更容易判断膀胱是否充盈。检查者的叩诊应从耻骨联合上缘开始，逐渐向上，直到叩诊音由浊音变为鼓音时，即为膀胱上缘。

（4）双合诊。可以用来确定膀胱肿瘤或盆腔肿瘤的范围。手法要轻柔，最好在麻醉下进行。女性的双合诊是在腹部和阴道之间进行，男性双合诊在腹部和直肠之间进行。双合诊除了了解肿物的大小、浸润范围，还可了解膀胱的活动度，以及判断手术切除病灶的可能性。

（5）膀胱检查。最常发现的异常是过度充盈的膀胱。双合诊检查时，还可以触及巨大的肿瘤或结石。

四、男性外生殖器检查

男性外生殖器包括阴茎、阴囊及其内容物。检查方法用视诊及触诊。

（一）阴茎检查

1. 检查要点

（1）首先观察阴茎发育和阴毛分布情况。

（2）翻开受检者包皮，检查有无肿瘤或阴茎头包皮炎。注意尿道外口有无脓性分泌物，阴茎头及包皮有无溃疡、疱疹、湿疣等。包皮不能翻开的患者有阴茎头血性分泌物时，应行包皮背侧切开或行包皮环切术，以便于检查阴茎头和尿道。

（3）应检查尿道口位置，检查有无尿道下裂和尿道上裂。

（4）触摸阴茎体部，注意有无硬结、压痛。

2. 异常发现

（1）小阴茎：即进入青春期阴茎仍呈儿童型，见于先天性睾丸发育不良、双侧隐睾、垂体功能低下等。阴茎增大，多由于青春期性早熟、先天性肾上腺皮质增生等。

（2）包茎：指包皮不能上翻至阴茎头冠状沟的近侧。4 岁以前小儿的包皮不能上翻尚属正常。嵌顿包茎，是指包皮上翻并紧箍阴茎头，导致阴茎头血管充血和水肿。

（3）阴茎纤维性海绵体炎：又称 Peyronie 病，主要病变在阴茎白膜，形成痛性纤维斑块，阴茎勃起后出现体部弯曲。查体在阴茎体部可触及纤维斑块，阴茎在松弛状态下时，表现不明显。

（4）阴茎异常勃起：指在没有进行性活动的情况下，阴茎出现长时间的痛性勃起。患者常述其勃起是自发的、长时间的、痛性的。查体可以发现患者阴茎比较僵硬，有轻微压痛，而阴茎头较软。

（5）尿道下裂或上裂：是一种先天性畸形，尿道下裂指尿道开口于阴茎体腹侧、阴囊或会阴部，最常见的形式是尿道开口于冠状沟或冠状沟附近；尿道上裂是指尿道开口于阴茎背侧，常并发膀胱外翻畸形。

（6）肿瘤：通常表现为阴茎头或包皮内板的天鹅绒样突起病变，也可为溃疡灶。一般易发生在包茎患者。

（二）阴囊及其内容物检查

1. 检查要点

（1）检查阴囊皮肤是否粗糙，有无渗出、糜烂及水肿，两侧是否对称。

（2）触诊睾丸时要轻柔：检查时用一手或双手双侧同时比较触诊，注意睾丸是否缺如，其形状、大小、硬度、有无触痛。若疑有睾丸增大应做透光试验。方法是以不透光的纸卷成筒状，一端置于肿大的部位，然后由对侧以手电筒照射。如阴囊呈红色均匀透亮，称透光试验阳性。睾丸鞘膜积液时呈阳性。睾丸肿瘤、疝、鞘膜积血等，呈不透明的阴性反应。

（3）检查附睾时最好用两只手的手指触摸，压力不宜过大，否则会有痛感。两侧对比注意有无肿大、结节、压痛。

（4）检查精索时，受检者应取直立位。精索静脉曲张时，在阴囊内可触及曲张的静脉如蚯蚓样的感觉，在患者做 Valsalva 动作时，即屏气增加腹压时更明显。附睾结核时，输精管可增粗呈串珠样。

2. 异常发现

（1）睾丸肿瘤：检查睾丸上是否有无痛性、实性、形态不规则的肿物。一般是患者洗澡或自己检查时发现，超声波和透光试验有助于鉴别诊断。

（2）睾丸扭转：指睾丸上精索扭转，导致睾丸缺血，甚至坏死。早期尚能触到睾丸和附睾的轮廓，附睾可转向前方或形成横位，后期因肿胀明显难以区分睾丸和附睾。由于精索扭转缩短，睾丸上提或横位。阴囊抬高试验（Prehn 征）阳性，即上提患侧睾丸，局部疼痛加重。

（3）急性附睾炎：查体时附睾肿大、触痛，炎症可波及睾丸，有时难以区分睾丸和附睾界限。

（4）睾丸鞘膜积液：指液体聚集在睾丸和鞘膜之间。患者一般主诉其患侧阴囊逐渐增大，查体时阴囊呈不对称肿大，表面光滑，睾丸触摸不清，透光试验阳性。

（5）精索静脉曲张：指精索的静脉发生迂曲和扩张，多发生在左侧。视诊时阴囊皮肤可见蚯蚓状曲张静脉，触诊时可触及蚯蚓状肿物，做 Valsalva 动作时明显，平卧后缩小或消失。以下情况应警惕腹膜后肿瘤的可能。①精索静脉曲张是突然出现的。②平卧后曲张的静脉不能消失。③右侧精索静脉曲张。

五、男性肛门和前列腺检查

1. 检查要点

（1）检查体位：可采用弯腰前俯位、膝胸卧位或侧卧位。弯腰前俯位时，受检者面向检查床站立，两脚分开一定距离，膝关节轻度弯曲，弯腰成 90°向前趴在检查床上。膝胸卧位时，受检者双膝跪于检查床前，双前臂屈曲于胸前，臀部抬高。侧卧位时，受检者面向检查者侧卧，双下肢屈曲贴近腹部。

（2）检查者应给受检者充分的时间准备以及放松，并与患者交谈，分散受检者注意力。检查者戴手套，并涂润滑剂。

（3）首先进行肛门视诊，观察有无痔疮、肛瘘、疣或肿瘤等。

（4）肛门指诊时，应先用食指在肛门口按压一会儿，然后放入一个指节，以使受检者放松，同时评估肛门括约肌的肌张力。待肛门松弛后，再进一步深入，对前列腺进行触诊，如受检者体位合适，可触及整个前列腺后壁。正常前列腺约栗子大小，质地似拇指抵紧小指时所收缩隆起的鱼际肌。检查时应注意前列腺大小、质地，有无硬结、压痛，中央沟是否变浅或消失。精囊一般不易触及。食指进入肛门要尽量深入，并探查直肠的四周，以期发现早期直肠癌。

（5）检查结束后，轻轻撤出食指，观察指套有无血迹，指套上粪便可做潜血检查。

（6）前列腺按摩：前列腺触诊结束后，如有必要可行前列腺按摩检查，收集流出的前列腺液进行检验。具体方法，自前列腺两侧向中央沟，自上而下纵向按摩 2~3 次，再按摩中央沟 1 次，将前列腺液挤入尿道，并由尿道口滴出，用玻片收集前列腺液送检。

2. 异常发现

（1）急性前列腺炎：指诊可发现前列腺温度稍高，质软且有波动感。如发现局限性波动伴触痛区域，提示前列腺脓肿形成可能，需手术切开引流。急性前列腺炎患者禁忌行前列腺按摩。

（2）良性前列腺增生：查体发现主要为前列腺增大，大小可从正常栗子大小到柠檬大小，甚至橘子大小，增大的前列腺仍有一定弹性。前列腺大小与症状严重程度并非密切相关。

（3）前列腺癌：查体可发现前列腺内质硬结节或肿块，甚至硬如“石头”。早期前列腺癌指诊可无异常发现。

（4）其他：神经源性膀胱时，肛门括约肌张力可表现为松弛或痉挛状态。急性精囊炎时，可触及肿大精囊，有压痛。

六、女性盆腔检查

检查要点及异常发现：

（1）受检者采取截石位，两腿分开。

（2）先检查外生殖器及阴道开口，注意有无萎缩性变化、分泌物、溃疡或疣等，所有这些均可导致排尿困难或盆底不适。检查尿道口有无黏膜增生、肉阜、肿瘤、囊肿等。

（3）嘱患者腹部加压，观察有无膀胱脱垂或直肠脱垂；嘱患者做咳嗽动作观察有无引发尿失禁。

（4）触诊尿道了解有无炎症或肿瘤结节，尿道口有无脓性分泌物溢出。如有脓性分泌物溢出，提示可能存在感染的尿道憩室。

（5）双合诊可用来检查膀胱、子宫和附件。

（6）男性泌尿外科医师为女性患者检查时须有女性医务人员陪同。

第二节　实验室检查

一、尿液检查

人体代谢与内分泌活动、泌尿系统病理改变，都能引起尿液成分与性状的改变，因此，尿液检查应用十分广泛。做尿液检查前，需明确做何种检查，以决定采取标本的方式。

（一）尿液常规检查

检查内容包括物理性状、化学定性、显微镜检查。物理性状指尿色、量、比重、透明度等。

1. 标本采集

尿液常规检查标本以新鲜尿液为佳。

2. 结果分析

正常尿色为淡黄色至深黄色，透明，尿比重 1.010~1.030，每日尿量 1 000~2 000mL。尿呈红色者，有血尿可能，但要注意利福平、酚红等药物也可使尿呈红色。隐血或红细胞（BLO、ERY）正常参考值：隐血为阴性。红细胞正常值 0。白细胞正常值 0。当泌尿系统受到细菌感染时，尿中往往出现白细胞和红细胞，尿液颜色或浊度也发生改变，亚硝酸盐有时也会为阳性。化学检测尿白细胞和隐血或红细胞只起过筛作用，临床诊断以镜检结果为准。血红蛋白尿的颜色为酱油色。化学定性指 pH、蛋白、糖等，正常 pH 为 5~7，正常昼夜尿蛋白排出量低于 150mg，蛋白定性阴性，正常人空腹尿糖为阴性。正常情况下酮体为阴性。胆红素和尿胆原两项指标反映肝脏代谢血红素的能力和数量。正常情况下，尿胆红素为阴性，尿胆原为弱阳性。以上指标增高时，往往提示黄疸，尿液颜色呈黄绿色。

以下以表格来说明尿检化验单各指标的意义（表 1-1）。

表 1-1　常用尿检验指标的意义

名称	正常	异常
酸碱度（pH）	5~7（平均值 6）	增高常见于频繁呕吐、呼吸性碱中毒等
		降低常见于酸中毒、慢性肾小球肾炎、糖尿病等
尿比重（SG）	1.010~1.030	增高多见于高热、心功能不全、糖尿病等
		降低多见于慢性肾小球肾炎和肾盂肾炎等
尿胆原（URO）	<16	超过此数值，说明有黄疸
隐血（BLO）	阴性（-）	阳性（+）同时有蛋白者，要考虑肾脏病和出血
白细胞（WBC）	阴性（-）	超过 5 个，说明尿路感染
尿蛋白（PRO）	阴性或仅有微量	阳性提示可能有急性肾小球肾炎、糖尿病肾性病变
尿糖（GLU）	阴性（-）	阳性提示可能有糖尿病、甲状腺功能亢进、肢端肥大症等
胆红素（BIL）	阴性（-）	阳性提示可能肝细胞性或阻塞性黄疸
酮体（KET）	阴性（-）	阳性提示可能酸中毒、糖尿病、呕吐、腹泻
尿红细胞（RBC）	阴性（-）	阳性提示可能肾炎、尿路感染等
尿液颜色（GOL）	浅黄色至深黄色	黄绿色、尿浑浊、血红色等就说明有问题

（二）尿三杯试验

根据排尿过程中红细胞或白细胞在尿中出现的时间不同，可判断泌尿系统疾病的病灶部位。

1. 标本采集

清洗尿道口后，将最初的 10～20mL 尿留于第 1 杯，中间 30～40mL 尿留于第 2 杯，终末 5～10mL 留在第 3 杯。要求排尿过程是一个连续的过程，每次调换容器时排尿不能中断，依次序将 3 个容器内尿液分别离心后取其沉淀做显微镜检查。

2. 结果分析

若第 1 杯尿异常，并且程度最重，病变部位可能在前尿道；第 3 杯异常且程度最重，病变在膀胱颈或后尿道，三杯均异常，病变在上尿路或膀胱。必要时可按摩前列腺留取前列腺液检查。

（1）第 1 杯尿，排尿开始出现血尿或脓尿，后两杯清晰，提示病变在前尿道，如尿道炎等。

（2）第 1 杯尿和第 2 杯尿清晰，第 3 杯尿出现红细胞和脓细胞，排尿终末出现的血尿或脓尿，提示病变部位在膀胱底部、后尿道或前列腺部位，如前列腺炎、精囊炎等。

（3）三杯皆浑浊或出现血尿，提示病变部位在膀胱或膀胱以上部位，如肾盂肾炎、肾小球肾炎等。

（4）血尿如三杯尿呈均匀血色，镜检都有大量红细胞，多见于肾结核、肾结石、肾炎等；仅有前段血尿者，见于尿道损伤、肿瘤、前列腺炎以及肉阜等；仅有后段（第 3 杯）血尿者，见于急性膀胱炎、膀胱结石或肿瘤、前列腺病变等。

（5）脓尿如三杯尿均呈浑浊，镜下全程有大量脓细胞，多见于输尿管炎、肾盂肾炎、肾脓肿、肾积脓、肾肿瘤并发感染、泌尿生殖系邻近器官或组织的脓肿向尿路穿破等；脓尿仅见于第 1 杯者，见于急性、慢性前尿道炎；仅有终末脓尿者，见于前列腺炎、精囊炎、后尿道炎等。

（三）尿沉渣镜检

尿沉渣就是尿液中的有形状成分，是晨尿经过离心后，形成的沉渣。其是尿液有形成分质和量的组合，包括细胞、管型、结晶、细菌、精子等各种病理成分。

1. 标本采集

新鲜尿液需离心分离，取尿沉渣后计数尿中有形成分。

2. 结果分析

正常人 12 小时透明管型 5 000 个以下，白细胞及上皮管型 100 万个以下，红细胞管型 50 万个以下。如红细胞管型增多且多为异常细胞形态时，表示可能为肾小球病变，如为正常形态，可能为肾实质或尿集合系统等病变。

（四）尿液细菌检查

尿液细菌检查用于明确泌尿系感染的病原菌类型及感染部位。

1. 标本采集

以用药前或停药 2 天后留取尿液送检为佳。留取尿液的容器必须无菌且无化学药物和消毒剂，留取前要消毒并清洗尿道外口或外阴，尿液采集方法主要有中段尿采集法、肾盂导尿法、三次导尿法及膀胱穿刺采集法等。中段尿采集法最常用；肾盂导尿法采用膀胱镜下双侧肾盂插管收集肾盂尿；三次导尿法用于鉴别菌尿来源于肾盂或膀胱，方法为膀胱内留置导尿管，立即引出尿液做第 1 次培养，以 1 ∶ 5 000 呋喃西林或其他抗生素溶液 200~500mL 多次冲洗膀胱，最后再用生理盐水冲洗，冲洗后立即留尿液做第 2 次培养，冲洗后半小时后留尿做第 3 次培养；膀胱耻骨上穿刺采集法用于厌氧菌培养。

2. 结果分析

检查方法包括尿液涂片镜检、普通培养法、细菌定量培养法、高渗培养法、特殊培养法等，根据不同检查方法进行结果分析。

（五）尿找抗酸杆菌

尿中找到抗酸杆菌有助于泌尿系统结核的诊断。

标本采集：留取清晨第 1 次全部尿液，离心后做涂片找抗酸杆菌，连续查 3 天；也可留取 12 小时或 24 小时全部尿液，离心做涂片找抗酸杆菌。必要时取新鲜尿液 15mL，离心后取沉渣做结核分枝杆菌培养或动物接种，此种方法可靠，但时间长，临床较少使用。

（六）尿脱落细胞学检查

用于尿路上皮系统肿瘤的早期诊断、疗效观察和防癌普查等。对于高级别尿路上皮肿瘤和原位癌的准确率较高，对于低级别尿路上皮癌的准确率较低。尿脱落细胞学检查常用于憩室内癌、原位癌和无乳头癌的诊断，尤其当 X 线和膀胱镜不易发现或与膀胱炎无法区别以及上尿路肿瘤时，更宜做此项检查。

1. 标本采集

留取清晨第 2 次新鲜尿液 30mL 以上，离心沉淀后立即涂片用苏木精-伊红（H-E）染色后找肿瘤细胞。

2. 结果分析

尿脱落细胞的判断标准一般采用巴氏 5 级分类法。

Ⅰ级：未见非典型或异常细胞。

Ⅱ级：有非典型细胞，但无恶性征象。

Ⅲ级：有可疑恶性细胞。

Ⅳ级：有癌细胞。

Ⅴ级：有癌细胞，形态典型。

（七）尿液生化检查

测定尿液中的代谢产物和电解质是检查肾功能的一种重要方法。测定成分包括肌酐、尿素氮、肌酸、钾、钠、钙、磷等。

1. 标本采集

留取24小时尿液，混匀后送检一部分尿液。

2. 结果分析

尿肌酐正常值为0.7～1.5g/24h，急性肾炎和肾功能不全时，尿肌酐降低。尿素氮正常值为9.5g/24h，增高表示体内组织分解代谢增加，降低见于肾功能不全、肝实质病变。尿肌酸正常值为0.1～0.2g/24h，增高见于痛风。尿钾正常值为2～4g/24h，增高见于肾上腺皮质功能亢进、急性肾衰竭及肾移植术后利尿期；降低见于严重失水、失钠而有肾前性氮质血症及失盐综合征、尿毒症及肾上腺皮质功能减退等。尿钠正常值为3～6g/24h，增高见于肾上腺皮质功能减退、急性肾衰竭及肾移植术后利尿期；降低见于长期禁食钠盐、肾上腺皮质功能亢进等。尿钙正常值为0.1～0.3g/24h，尿磷为1.1～1.7g/24h。尿钙、磷排出量增高主要见于甲状旁腺功能亢进，可引起多发性尿路结石。

（八）尿激素测定

1. 尿游离皮质醇测定

用于肾上腺皮质功能亢进或低下的诊断和鉴别诊断。

（1）标本采集：留24小时尿液，用麝香草酚防腐，取部分尿液送检。

（2）结果分析：尿游离皮质醇的正常值为12.3～103.5μg/24h，增高见于肾上腺皮质功能亢进（腺瘤、癌及增生）、异位ACTH综合征、甲状腺功能亢进、应激状态、肥胖症及心肌梗死等。降低见于Addison病、急性肾衰竭、先天性肾上腺皮质增生、腺垂体功能减退、甲状腺功能减退、慢性肝病等。

2. 尿儿茶酚胺测定

儿茶酚胺是肾上腺髓质分泌的肾上腺素的代谢产物，测定其在尿中的含量可作为肾上腺髓质功能的指标。

（1）标本采集：收集24小时尿液，用浓盐酸5～10mL防腐，取部分尿液送检。也可留取症状发作4小时的尿液。收集尿液前2天，患者应控制饮食，禁食咖啡、巧克力等。测定儿茶酚胺时还应停止给患者任何药物。

（2）结果分析：肾上腺素正常值为1.74～6.42μg/24h，去甲肾上腺素正常值为16.69～40.65μg/24h，多巴胺正常值为120.93～330.59μg/24h。尿儿茶酚胺明显增高，表示有嗜铬细胞瘤或肾上腺髓质增生。

二、尿道分泌物检查

尿道脓性分泌物是化脓性尿道炎的主要表现，分泌物的直接涂片检查对确定病原菌具有重要意义。尿道分泌物可用消毒棉签采取，立即做直接涂片及细菌培养。

1. 标本采集

取尿道分泌物，涂片镜检。

2. 结果分析

尿道分泌物涂片镜检，观察有无白细胞、脓细胞、红细胞、滴虫、精子、真菌及其他有形成分。然后，进行革兰染色、观察。淋病奈瑟菌革兰染色阴性，常存在于白细胞中。标本也可立即接种于巧克力或增菌肉汤培养基中，37℃二氧化碳环境培养。支原体呈革兰染色阴性，呈球形、棒形等多形态表现。繁殖后聚集成堆，长 15~60μm 不等。接种于 25%马血清的酵母牛心浸膏培养基中，7 天至 1 个月后呈 100~500μm 大小的“油煎蛋状”菌落。

三、精液检查

精液检查常用于检查不育的原因或观察输精管结扎后的效果。

1. 标本采集

要求检查前 1 周停止排精。通常采用手淫法取精或性交时将精液射入干燥清洁的玻璃瓶内，取得标本应立即送检，最好不超过 1 小时，冷天注意保暖，以免影响精子活力。

2. 结果分析

（1）精液常规检查：包括精液外观、液化情况、精子数量、死精子及畸形百分比、精子活动度等，主要用于了解男性生殖能力。正常精液为乳白色不透明液体，久未排精者呈淡黄色，中等黏稠，平均1~6mL，20~30 分钟自行液化，pH 值为 7.2~7.8，精子密度$\geq 20\times 10^6$个/毫升，总精子数$\geq 40\times 10^6$个/次，活动精子占 60%以上，畸形精子不超过 20%。精子活动度良好，向前运动活跃，在 28~34℃条件下，精子速度为 12~55μm/s。

（2）精液生化检查：果糖的正常值为 850~5 730mg/L，果糖主要由精囊产生，是精子能量代谢的主要来源，与精子运动有关。精囊炎、雄激素不足及老年人精液果糖下降。酸性磷酸酶正常值为 470~1 300U/L，酸性磷酸酶与精子活动力有关。慢性前列腺炎及雄激素缺乏时含量降低。

（3）精液细菌学检查：当附睾、精囊、前列腺和尿道有细菌性炎症时，精液可查出病原菌，生殖系统结核有时可查出抗酸杆菌。必要时可做细菌培养和药物敏感试验。

四、前列腺液检查

对慢性前列腺炎患者，可行前列腺液检查。

1. 标本采集

采用前列腺按摩法取得前列腺液。

2. 结果分析

正常前列腺液较稀薄，为淡乳白色，镜检可见较多的卵磷脂体，每高倍视野含白细胞 1~5 个，如每高倍视野中白细胞在 10 个以上或成堆出现，卵磷脂体减少或消失，表示有炎症存在。必要时可染色做细菌检查或做细菌培养，涂片可做特殊染色找抗酸杆菌、滴虫等。

五、肿瘤标志物检查

肿瘤标记物是指在血液或其他体液中能指示肿瘤存在的生化物质。理想的肿瘤标志物是一个抽象概念，目前还未发现。而只是根据统计学确定某一个标志物最有价值的阈值，作为目前使用该肿瘤标志物的定量标准。尽管肿瘤标志物尚缺乏 100%的敏感性与特异性，然而在肿瘤诊断、疗效观察、评估预后等方面对临床有肯定意义。

（一）前列腺特异性抗原（PSA）

前列腺特异性抗原是前列腺上皮细胞产生的糖蛋白，相对分子质量为 3.4×10^5，血清中正常值<4ng/mL（酶免疫法），PSA 是目前前列腺癌最敏感的肿瘤标志物，是前列腺癌诊断、疗效观察、追踪复发的最佳指标。但在临床中要注意，前列腺增生患者的 PSA 与前列腺癌的 PSA 有部分重叠区。

前列腺腺泡内容物（富含 PSA）与淋巴系统之间存在由内皮层、基底细胞层和基底膜构成的屏障相隔，当肿瘤或其他病变破坏这道屏障时，腺泡内容物即可漏入淋巴系统，并随之进入血循环，导致外周血 PSA 水平升高。PSA 在血清中主要有两种存在形式：一种是游离型的 PSA（f-PSA），占血清 PSA 总浓度的 10%~30%；另一种是与 α_1 抗糜蛋白酶（ACT）结合的 PSA（PSA-ACT），占血清 PSA 总浓度的 70%~90%。对于健康男性，释放入血中的 PSA 浓度很低，为<4ng/mL。但是，在前列腺癌患者血清中，PSA 会出现另外的组合形式，比如 PSA 与蛋白 C 抑制剂的组合等。

（1）标本采集。清晨空腹取血 3mL 送检。

（2）参考值。T-PSA 正常值<4ng/mL。当 T-PSA 4~10ng/mL 之间时，f/T

<0. 16 前列腺癌可能性大。

（二）前列腺特异酸性磷酸酶（PAP）

酸性磷酸酶广泛存在于前列腺、肝、脾等组织中。在前列腺中酸性磷酸酶的活力是其他组织的1 000倍，男性血清中的酸性磷酸主要来源于前列腺，PAP是酸性磷酸酶同工酶，器官特异性高于酸性磷酸酶（总酸酶）。PAP 相对分子质量为 1×10^6，对温度、pH 极敏感，采血后，需立即测定或用醋酸、枸橼酸或其他保存剂将血 pH 调到 5～6，冰箱保存。PAP 可用于前列腺癌的检测，文献报道 PAP 的特异性达 96. 1%～100%，敏感性较 PSA 低，同时测定 PAP 与 PSA 可提高前列腺癌的检出率。

（1）标本采集。清晨空腹取血 3mL 送检。

（2）参考值。正常值<4. 7U/L（男）。

（三）甲胎蛋白（AFP）

甲胎蛋白相对分子质量为 7×10^5，胚胎期由卵黄囊、肝、胃肠上皮产生，睾丸生殖细胞肿瘤可产生 AFP，进展的非精原细胞瘤患者血中 AFP 阳性率达 80%～90%。

（1）标本采集。清晨空腹取血 2mL 送检。

（2）参考值。正常值 0～20ng/mL。

（四）绒毛膜促性腺激素-β（β-HCG）

绒毛膜促性腺激素-β 相对分子质量 4.5×10^5，由胎盘合体滋养层细胞产生，β 亚单位具有特异性，睾丸肿瘤中绒毛膜上皮癌患者中 HCG 100%阳性，非精原细胞瘤阳性率 66. 6%～90%，胚胎性肿瘤阳性率 60%，精原细胞瘤阳性率 7. 6%～10%，用于睾丸生殖性肿瘤的诊断、疗效判定、随诊观察。

（1）标本采集。清晨空腹取血 3mL 送检。

（2）参考值。正常值<5mU/L。

（五）膀胱肿瘤抗原（BTA）

膀胱肿瘤抗原测定是一种快速诊断膀胱肿瘤的方法，其原理是应用单克隆抗体与膀胱肿瘤抗原结合胶体金技术。结果形象，直接和灵敏度高，可重复性强，操作简单，有助于膀胱肿瘤的早期诊断与治疗。

（1）标本采集。留取上午的新鲜尿液 10mL 送检。

（2）结果分析。采用 BT™ Test 检测盒，在检测窗内加入数滴晨尿或新鲜尿，等待 5 分钟，在结果窗中出现两条红色条线指示为阳性。若仅出现一条标准红色条线则为阴性。

（六）核基质蛋白-22（NMP-22）

核基质蛋白-22 是一种新的肿瘤标志物，适用于泌尿系统移行上皮肿瘤诊断，具有高敏感性及特异性，常采用酶联免疫定量测定法。

（1）标本采集。留取上午的新鲜尿液 10mL 送检。

（2）参考值。正常值<10U/mL。

六、器官移植组织配型

（一）人类白细胞抗原（HLA）配型

人类白细胞抗原（HLA）作为个体组织细胞的遗传标志，在抗原识别、提呈、免疫应答与调控，破坏外来抗原靶细胞等方面起重要作用，是导致移植排斥反应的主要抗原，因此，选择与受者 HLA 相同或相近的供者，是减少或避免移植术后超急性排斥与急性排斥的基础。HLA 分为Ⅰ类及Ⅱ类基因位点，Ⅰ类基因位点包括 A、B 位点，Ⅱ类基因位点包括 DR、DP、DQ 位点。对肾移植来说，A、B、DR 位点的一致性对肾移植后果具有明显影响。

（1）标本采集。抽取 10mL 抗凝血送检。

（2）结果分析。HLA 配型方法主要有血清定型法、细胞定型法及 DNA 定型法。

（二）群体反应性抗体检测（PRA）

血清中 HLA 抗体对器官移植患者的预后至关重要，如受者体内预存的 HLA 抗体可以和供者相应的 HLA 抗原结合，则能引发超急性排斥反应。因此，检测受者体内的 HLA 抗体水平即群体反应抗体（PRA），可以预防或减少超急性排斥反应的发生。PRA 的检测有多种方法，其中一种为 CDC 法，另一种为酶免疫法。

（1）标本采集。清晨空腹取血 2mL 送检。

（2）参考值。正常值<40%。

（三）补体依赖性淋巴毒试验（CDC）

补体依赖性淋巴细胞毒技术已经成为一项标准的 HLA 血清学检查手段，它的基本原理为血清中的抗体与供者淋巴细胞膜表面相应抗原结合后激活补体，引起细胞膜破坏，细胞坏死，细胞膜通透性增加，细胞染色，可以通过计算死细胞的数目估计淋巴毒抗体的强度。

（1）标本采集。清晨空腹取血 2mL 送检。

（2）参考值。正常值<10%。

第三节　普通 X 线检查

肾脏在普通 X 线检查时缺乏自然对比，因此常规 X 线检查腹部平片难以显示其结构及病理改变。腹部平片主要用于泌尿系结石、钙化的诊断及肾脏大小、位置、轮廓改变的观察。肾具有排泄含碘对比剂的能力，尿道又与外界相通，因而适于排泄性和逆行性等泌尿系统碘剂造影检查。造影前必须根据临床提出的要求，熟悉患者的临床资料，特别注意有无造影禁忌证，出、凝血时间是否正常，严格进行造影剂及麻醉剂过敏试验，并注意局部血管、皮肤等情况。造影前 3~4 天禁用金属药物、钡剂等，造影前 6~8 小时禁食，并取得患者配合。

一、腹部平片

腹部平片（KUB）是泌尿系统结石常用的初查方法，目前其在诊断泌尿系统复杂疾病时作用有限，已被其他影像检查技术替代。

1. 检查方法

常规摄取仰卧前后位片，照片应包括上至双肾上腺区下至膀胱和前列腺。摄片前一天晚上服缓泻剂番泻叶 9g 清洁肠道。

2. 正常表现

前后位片上，于脊柱两侧可见双侧肾轮廓。正常肾边缘光滑，密度均匀。肾影长12~13cm，宽 5~6cm，位于 T_{12}~L_3 之间，一般右肾略低于左肾。

KUB 在发现泌尿系结石方面有帮助，而且是一个经济的随访方法。假阴性结果是有可能的，特别是结石与骶骨和髂骨翼重叠，或者结石是透 X 线的。存在血管钙化和静脉石时可能出现假阳性结果。体外震波碎石前 KUB 检查尤为重要，如果看不到结石，则不应选择用 X 线定位的碎石机行体外震波碎石。KUB 对碎石前后结石粉碎情况亦可对比观察。腹部平片在判断肾引流管、输尿管支架、导管方面也有一定价值。

3. 异常表现

包括肾区内高密度结石、钙化影及肾轮廓的改变。前者主要为肾盂结石，后者见于肾结核、肾癌或肾囊肿。肾轮廓改变包括：肾影增大或部分增大并局部外突，主要见于肾盂积水、肾肿瘤或肾囊肿；肾轮廓局部凹陷，常为瘢痕所致；肾影消失，见于肾周病变，例如肾周脓肿或血肿。

二、静脉尿路造影

静脉性肾盂造影（IVU）又称排泄性尿路造影，其应用依据是有机碘化物的水溶液（如非离子型造影剂）注入于静脉后，几乎全部由肾小球滤过而排入肾盏和肾盂内，如此不但能显示肾盏、肾盂、输尿管及膀胱内腔，且可大致了解两肾的排泄功能。

IVU 检查前首先应行碘过敏试验，过敏试验阴性者方可考虑该项检查，并对检查过程中及检查完毕后注意过敏反应的表现并做出处理。对造影剂存在风险的患者应该很好地水化，可以使用低渗非离子型造影剂（LOCM），并避免大剂量应用造影剂。与高渗造影剂（HOCM）相比，LOCM 发生心血管毒性、肾毒性反应的风险低。

1. 造影剂反应及处理

（1）造影剂反应发生的高危因素：①甲状腺功能亢进患者。②心肺功能不全的患者。③有过敏倾向者，如哮喘、荨麻疹、花粉症患者和有药物及食物过敏史者。④肝肾功能损害，尤其是中度损害以上者。⑤急性尿路感染。⑥有造影剂过敏史者。⑦妊娠、骨髓瘤、糖尿病患者。⑧各种因素导致的体质严重虚弱、脱水者。

（2）造影剂反应的临床表现：较轻的有全身或局部发热、局部疼痛、喷嚏、恶心、呕吐、头痛、腹痛、荨麻疹、流泪、结膜充血等。严重的有喉头水肿、支气管痉挛、肺水肿、抽搐、血压下降、休克、昏迷甚至呼吸心跳停止。

（3）造影剂反应的预防：①检查室必须装备必要的各种抢救用药品，同时配备氧气瓶（或管道）、吸痰器随时备用。如遇严重反应，在自己抢救的同时要尽快通知有关科室医师前来协助抢救。②造影前准备工作要做好，首先详细了解有关病史、药物过敏史，及早发现造影剂反应的高危因素，采取对应措施。③应用造影剂前一定要做碘过敏试验，以静脉法为宜。需要注意的是部分患者在做过敏试验时即可发生严重不良反应，要有充分准备。

（4）造影剂反应的处理：发生造影剂反应后的处理原则。①轻度反应不必采取措施，但要留患者观察 10 余分钟，以免反应加重，并且便于及时处理。②中度反应及重度反应要立即停止对比剂的注射，保持静脉通道，并首先静脉注射地塞米松 10～30mg，同时根据不同形式的反应立即采取必要的抢救措施，抢救措施的原则基本是对症治疗。

2. 检查方法

①首先了解有无应用造影剂的禁忌证，检查前还需行碘过敏试验并备好急救药物。②清除肠管内气体和粪便，并限制饮水。③取仰卧位，先摄取腹部平片。④下腹部应用压迫带，暂时阻断输尿管后，于静脉内注入 60%泛影葡胺。对比剂 60%泛影葡胺用量：成人 20mL，体重过重者可用 40mL，儿童剂量以 0.5～1mL/kg 体重计算。必要时可采用非离子型造影剂，如碘普胺等。⑤注入对比剂

后5~7分钟、15分钟、25~30分钟分别摄取双肾至膀胱区影像（一般共3张）。

特殊情况下需要加拍更多的片子。侧位片能够帮助鉴别在常规前后位片上重叠的肾盏系统充盈缺损。俯卧位可以使输尿管位置相对固定，有助于使输尿管扩张后充分显示。立位片能够发现肾下垂，严重肾积水还能显示造影剂的分层。

如果常规法即静脉注入法显影不满意可采取静脉滴注法，其主要优点是尿路显影清楚，肾盂、肾盏显影时间长，方法是用60%泛影葡胺2mL/kg的剂量加等体积5%葡萄糖或生理盐水，5~10分钟滴完。

3. 正常表现

注入对比剂后1~2分钟，肾实质显影，密度均匀；3~5分钟后肾盏和肾盂开始显影；15~30分钟肾盏和肾盂显影最浓。静脉肾盂造影时肾实质首先显影，肾小盏、肾大盏、肾盂相继显影。一般每侧肾有7~8个肾小盏，2~3个肾小盏合并形成1个肾大盏，2~3个肾大盏合并形成肾盂。肾盂一般呈三角形或漏斗形，有时呈分支型，肾盂上缘外凸，下缘内凹，肾盂向内下方变细移行于输尿管上端，亦可见壶腹型肾盂，表现为肾盂呈壶腹形扩大，但肾盏形态正常，此点与肾积水鉴别。

4. 异常表现

①肾盂和肾盏受压、变形、移位，凡肾实质内肿物如肾囊肿、肿瘤、血肿或脓肿等均可引起这种改变。②肾盂、肾盏破坏，表现为肾盂、肾盏边缘不规整乃至正常结构完全消去，主要见于肾结核、肾盂癌和侵犯肾盂肾盏的肾癌。③肾盂、肾盏或输尿管内充盈缺损，显示病变区内无对比剂充盈，为突入腔内病变或腔内病变所致，包括肾盂、肾盏或输尿管肿瘤、肾实质肿瘤、结石、血块和气泡等。④肾盂、肾盏和输尿管扩张积水，常为梗阻所致，原因多而复杂，包括肿瘤、结石、血块、先天性狭窄、外在性压迫等。

三、逆行性尿路造影

逆行性尿路造影，也称逆行肾盂造影（RP），是在行膀胱镜检查时，将导管插入输尿管并经导管注入造影剂使上尿路显影的侵袭性检查方法。插入导管一般用4~5F导管。此法不受肾功能影响，用于不适合行IVP的患者，如心、肝、肾功能差或IVP显示肾盂、肾盏不满意者。在行膀胱镜检查时，有时会根据病情需要而行RP，而不是再单独采用IVU检查，这样经济、省时。逆行肾盂造影作为集合系统的解剖指引，也可与肾、输尿管腔镜操作联合进行。

但对下尿路感染者不宜此检查。

（1）禁忌证。尿道狭窄及其他不宜膀胱镜检查者；肾绞痛及严重血尿；泌尿系感染；一般情况差。

（2）造影剂。每侧肾盂常用10%～30%泛影葡胺5～10mL。

（3）造影前准备。摄尿路平片。不必做碘过敏试验。

正常肾盏、肾盂表现同排泄性尿路造影。肾实质不显影。逆行或排泄造影时由于肾盂、肾盏内压力过高可发生造影剂反流入管腔及肾组织，常见有肾盂肾窦反流、淋巴管反流、静脉周围反流、肾小管反流及肾反流。

四、顺行性上尿路造影

顺行性尿路造影包括经皮穿刺肾盂造影、经肾造瘘管造影等。经皮穿刺肾盂造影系指经皮直接穿刺至肾盂内注入造影剂显示肾集合系统的方法。主要适用于急性尿路梗阻和肾盂积水、IVP显影不良或因输尿管狭窄、膀胱镜检查失败等原因而不能进行逆行性尿路造影检查的患者。可选择在超声引导下或CT引导下进行经皮穿刺肾盂造影。常用造影剂为泛影葡胺，浓度常用10%～30%，剂量以满意显示肾盏肾盂而定。经皮肾镜取石术后可经肾造瘘管造影检查有无残留结石。经肾造瘘管造影还可帮助确认输尿管梗阻、输尿管瘘的情况，以决定是否可以拔除肾造瘘管。

五、血管造影

1. 腹主动脉造影与选择性肾动能脉造影

腹主动脉造影多数在选择性肾动脉造影前进行，有助于大动脉及肾血管病变的诊断。但由于CTA及MRA的应用，这两种检查在单纯肾脏实质及血管疾病诊断方面已很少采用，在行肾动脉栓塞或成形等介入性治疗时需行选择性肾动能脉造影。

腹主动脉造影一般采用Seldinger技术经皮股动脉穿刺插管的技术，将“猪尾”导管头置于腹腔动脉开口下方，用高压注射器快速注射40～50mL的76%泛影葡胺或其他非离子造影剂并连续摄片。选择性肾动脉造影时，将导管插入肾动脉后，快速注入10～15mL的76%泛影葡胺或其他非离子造影剂并连续摄片。

肾动脉造影正常表现：两侧肾动脉起自腹主动脉，一般左侧稍高，约平L_1下缘至L_2上缘，右肾动脉起点低约半个椎体。正常肾动脉平均直径为6mm，范围为4.6～9.7mm。肾动脉在肾门处或进入肾实质分为前后两支，后支较细供应肾的后段与部分下段，前段较粗，分为上段、上前段、下前段与下段动脉，供应相应区域，肾段动脉的分支穿行于肾柱内称叶间动脉，叶间动脉在皮髓交界再分为弓形动脉，向皮质发出放射状小叶间动脉，小叶间动脉发出输入动脉进入肾小球。

腹主动脉造影与选择性肾动脉造影主要用于检查肾血管病变，特别是各种原因造成的肾动脉狭窄与闭塞，确定其部位和范围并行介入性治疗。造影检查也可发现肾动脉瘤和肾动静脉畸形。此外，还用于观察肾肿瘤的血供情况及行化疗和（或）栓塞等介入性治疗。

2. 下腔静脉造影与肾静脉造影

由于 CT 及 MRI 的广泛应用，下腔静脉造影与肾静脉造影已很少应用。

（1）下腔静脉造影：用于肾癌向下腔静脉浸润，下腔静脉受到肿瘤外压、浸润及下腔静脉后输尿管的诊断。下腔静脉内肿瘤血栓时，显示下腔静脉充盈缺损像。如果完全闭塞，可看到奇静脉等侧支循环。诊断下腔静脉后输尿管时，需同时在右输尿管留置导管，可见导管前行横过下腔静脉左侧，再通向右肾。

（2）肾静脉造影：用于对肾细胞癌肾静脉浸润的判断，以及对肾静脉瘤、肾静脉血栓症、肾静脉畸形和左肾静脉胡桃夹征的诊断。肾细胞癌时，可见静脉阻断、挤压、充盈缺损像、侧支循环的增生。肾静脉血栓症时，可看到肾静脉的闭塞像和肾肿大。

肾静脉造影是为弥补肾动脉造影的不足所选择的造影方法。一般方法是经皮穿刺股静脉或大隐静脉将导管进入肾静脉后固定并连接高压注射器，快速注入 76%泛影葡胺 30mL 并连续摄片。此外，经过大隐静脉将导管插入下腔静脉做腔静脉造影，对腹膜后肿瘤、腔静脉内癌栓等也有诊断价值。

第二章

泌尿外科疾病的主要症状

询问病史，形成主诉与现病史，准确记录主要症状的部位、范围、性质、程度和演变过程，并了解各症状间的相互联系和出现顺序，有助于对病变进行初步定性和定位。

第一节　疼痛

泌尿男生殖器官病变引起的疼痛可呈剧烈绞痛，也可以表现为隐痛或钝痛，呈持续性或间歇性。疼痛与泌尿男性生殖系统实质器官包膜张力增加、空腔脏器内压升高或平滑肌痉挛有关，主要见于炎症及尿路梗阻。由于泌尿男性生殖系统多受自主神经支配，疼痛定位往往不准确，常伴有牵涉痛。

一、肾区疼痛

肾区疼痛一般局限于一侧肋脊角，呈持续性钝痛或阵发性绞痛，运动后疼痛可能加剧。钝痛多见于肾或肾周感染、积水或巨大占位病变等，因肾包膜扩张并受牵引所致。绞痛多见于结石引起上尿路急性梗阻，也见于血块、脱落组织等阻塞肾盂出口处或输尿管，引起输尿管平滑肌痉挛、肾盂内压力升高，表现为腰腹部突发性剧痛，呈阵发性。绞痛常放射至下腹部、脐部、腹股沟处、睾丸或大阴唇及大腿内侧。肾的剧烈胀痛多见于肾脓肿、肾梗死、肾周围炎等急性炎性疾病，常伴有全身症状，如寒战、高热等。肾恶性肿瘤早期不引起疼痛，晚期可因梗阻和侵犯受累脏器周围神经而造成持续性疼痛。

由于腹腔神经节和肾邻近腹腔脏器受刺激，肾区剧痛时可合并消化道症状，如反射性恶心、呕吐、腹胀等。此时，右侧肾绞痛应与急性胆囊炎、胆石症、急性阑尾炎等疾病鉴别。不过，腹腔内脏器疼痛很少呈绞痛样，且多伴有腹肌紧张，并常向肩部放射，这是由于膈肌和膈神经受刺激的原因。T_{10} ~ T_{12}肋间神经受刺激时产生的疼痛易与肾区疼痛混淆。这类疼痛表现为肋脊角针刺样疼痛，有时向脐周放射，且可随体位变化而得到改善。

二、输尿管疼痛

输尿管因剧烈蠕动、管腔急性扩张及平滑肌痉挛均会引起疼痛，表现为突发性、多样性，如输尿管走行区的钝痛或绞痛。输尿管绞痛多为结石或血块堵塞输尿管后所致，向患侧腰部、下腹部、股内侧和外生殖器等部位放射。疼痛区域可提示输尿管梗阻的部位：输尿管上段梗阻时，疼痛可向外生殖器放射；输尿管中段梗阻时，伴有患侧下腹部疼痛，右侧应与急性阑尾炎鉴别；输尿管下段梗阻表现为膀胱刺激征和耻骨上不适感，在男性可沿尿道反射至阴茎头部。

输尿管绞痛常伴发血尿，应仔细询问两者出现的时间顺序：绞痛先于血尿者，多见于上尿路结石；当血尿先于绞痛时，则可能由血块阻塞输尿管所致，应排除肾肿瘤等疾病。输尿管慢性、轻度梗阻一般不引起疼痛，有时可表现为钝痛。

三、膀胱区疼痛

细菌性或间质性膀胱炎患者表现为间歇性耻骨上区疼痛，膀胱充盈时更显著，同时伴有尿频、尿急或排尿困难，排尿后疼痛感可部分或完全缓解。膀胱颈口或后尿道结石引起急性梗阻时可出现耻骨上、阴茎头及会阴部放射性剧烈疼痛。膀胱肿瘤晚期或原位癌患者也可出现膀胱区疼痛，提示肿瘤已侵犯盆腔内组织，多伴有严重的膀胱刺激征。

排尿痛是部分膀胱炎患者典型的症状，呈烧灼样或针刺样，多在排尿初出现，排尿末加重，放射至尿道远端，常伴有脓尿及膀胱刺激征，甚至出现尿闭感。长期抗感染治疗的膀胱炎患者，如果疼痛不缓解，反而逐渐加重，应考虑膀胱结核。

急性尿潴留引起膀胱过度膨胀时，可导致膀胱区胀痛不适，此时下腹部能扪及包块。慢性尿潴留患者尿潴留和膀胱膨胀呈缓慢进展，即使残余尿超过1 000mL，也很少有膀胱疼痛不适。

四、前列腺、精囊疼痛

前列腺、精囊痛多因炎症导致前列腺水肿和包膜扩张所致。疼痛主要集中于会阴部或耻骨上区，向后背部、腹股沟、下腹、阴囊、睾丸及阴茎头等处放射。急性炎症引起的疼痛较重且伴有寒战、发热，同时合并膀胱刺激症状，直肠指诊时前列腺、精囊部位有明显触痛。慢性炎症引起的疼痛程度较轻，部位多变，且病史长，全身症状少见。严重的前列腺肿胀可造成急性尿潴留。

前列腺、精囊肿瘤引起的疼痛因肿瘤部位、大小及浸润情况而异。前列腺癌除了可以侵袭周围组织、骨盆、腰骶部和直肠等部位引起疼痛，还可引起一侧或两侧坐骨神经痛。癌性疼痛多剧烈且伴有消瘦等恶病质表现。

五、阴囊疼痛

阴囊区疼痛多由阴囊及其内容物病变所致。急性且剧烈疼痛多见于睾丸或睾丸附件扭转、急性睾丸附睾炎、创伤等；慢性疼痛多发生于精索静脉曲张、睾丸鞘膜积液、睾丸肿瘤等，呈胀痛及坠痛。精索静脉曲张引起患侧阴囊坠胀不适，久立或劳累后加重，平卧或上托阴囊可以缓解。由于睾丸的胚胎起源紧邻肾脏，阴囊内容物炎症或肿瘤时可引起患侧腰部坠胀感。

阴囊区疼痛可分为原位痛和牵涉痛。前者多见于睾丸附睾炎症、创伤和扭转等，疼痛范围局限，可沿精索向同侧腰部放射；后者可由输尿管、膀胱三角区、膀胱颈及前列腺等部位的疼痛放射而致，但阴囊内容物无触痛。肾、腹膜后或腹股沟的疼痛也可放射至睾丸。此外，对任何阴囊区疼痛患者还应排除嵌顿性或绞窄性腹股沟斜疝。

六、阴茎疼痛

疲软状态下感觉阴茎疼痛多见于尿道、膀胱及前列腺的炎症或结石，表现为排尿或排尿后尿道内刺痛或烧灼感。包皮嵌顿时，静脉回流障碍，阴茎胀痛明显。阴茎勃起时疼痛多见于阴茎海绵体硬结症、尿道下裂和（或）阴茎异常勃起。阴茎头或尿道病变引起的阴茎疼痛，应排除特异性感染，如性传播疾病，应仔细检查阴茎头是否有溃疡、疱疹、糜烂，尿道外口有无脓性分泌物等。

第二节　尿道分泌物

尿道分泌物是指在无排尿动作时经尿道口自然流出黏液性、血性或脓性分泌物。正常尿道口应无分泌物，只是在性冲动时由尿道口流出白色清亮的黏液。

一、血性尿道分泌物

血性尿道分泌物包括尿道出血和血精。尿道出血多来自尿道外伤或尿道、精阜肿瘤，患者常在无意中发现内裤上有陈旧性血迹。血精是前列腺、精囊疾病的特征性表现，病因以炎症、肿瘤或结核为多见。

二、脓性尿道分泌物

脓性分泌物最多见于淋病奈瑟菌性尿道炎，表现为尿道流脓，并伴有急性尿道炎症状及尿道口红肿，挤压尿道近端后可见淡黄色脓液自尿道外口流出。淋病性尿道炎的诊断，可取少量脓液涂片行革兰染色，常在白细胞内查到革兰阴性双球菌。非特异性尿道炎的分泌物量较少，呈稀薄状或水样黄色。非特异性尿道炎的常见致病微生物为大肠埃希菌、链球菌、葡萄球菌、沙眼衣原体、解脲支原体等。

三、黏液性分泌物

黏液性尿道分泌物见于性兴奋及慢性前列腺炎。性兴奋时，前列腺充血，腺泡分泌增加及腺管扩张，当腹压增高或会阴部肌肉收缩时，前列腺液便从尿道口流出。慢性前列腺炎患者常在清晨从尿道口流出少量色清的黏液性分泌物，或分泌物将尿道外口黏合。患者如果在大小便后，发现有少量乳白色、黏稠分泌物流出尿道外口时，俗称“滴白”，显微镜下检查可见较多的白细胞和脓球。

第三节　肿块

由于泌尿系器官解剖位置较隐蔽或不甚注意，当这些器官出现肿块时，往往已存在一定时间。肿块多因肿瘤、畸形、感染、外伤、梗阻性疾病等所致。

一、上腹部、腰部肿块

上腹部两侧或腰部发现肿块时，都应与正常肾相鉴别。体形瘦长的人，深呼吸时可触及正常肾下极，故肾下极肿块较上极更易扪及。当肾肿块可以触及时，应仔细触摸肿块的大小、质地、活动度、坚硬度，有无结节等。肾肿瘤多为实性，质地坚硬，表面光滑或呈分叶状。肿瘤早期时，有一定的活动度；晚期时肿瘤浸润周围组织而固定，此时多有局部剧痛的症状。肾中下极巨大肿瘤可越过腹部正中线。脓肾或肾周感染之肿块可有明显的腰痛、叩击痛，患者向患侧弯曲的体位以减轻疼痛。肾囊肿和肾积水形成的肿块表面光滑，多有囊性感。

多囊肾一般是双侧性的，两侧上腹可触及巨大肾，表面呈囊性结节样。小儿腹部肿块常见于肾母细胞瘤和巨大肾积水，质地明显不同。肾损伤引起的肾周围血肿及尿外渗时，在患侧腹部和腰部可触及痛性肿块，如出血未控制，肿块可进行性增大。肾下垂者，肾移动范围明显增大，坐位和侧卧位时均较易触及。

二、下腹部肿块

下腹部触及肿块时，首先应排除尿潴留。最可靠的方法是超声检查，其次是导尿术，如果导尿后肿块消失，并引流出大量尿液，表明肿块是膨胀的膀胱。

膀胱、盆腔内恶性肿瘤及隐睾恶变等患者都可以在下腹部耻骨上触及肿块。脐部常见肿块为结核性腹膜炎所致的粘连性包块，肠系膜淋巴结结核或肿瘤，横结肠包块及蛔虫团等；左下腹常见肿块为乙状结肠肿瘤、血吸虫病、左侧卵巢或输卵管包块；右下腹常见肿块为盲肠、阑尾的炎性病变、肿瘤及右侧卵巢或输卵管肿块；下腹部常见包块为膨胀的膀胱、膀胱肿瘤、妊娠子宫及子宫肿瘤等。盆腔肿块除腹部检查外，还应经直肠或阴道进行双合诊，确定肿块大小、位置和活动度。

三、腹股沟区肿块

腹股沟触及肿块时，首先应考虑为疝，肿块多可回纳入腹腔，咳嗽时出现。如果疝内容物为大网膜时，触及为实性，应与淋巴结、精索囊肿或隐睾等相鉴别。

腹股沟肿大淋巴结多为炎性或阴茎癌转移。炎性淋巴结表现为压痛明显，活动度大，而癌性淋巴结多相互融合，质坚硬，活动度差，确诊需进行活检。如果阴囊空虚，在腹股沟处触及肿块时，首先应考虑隐睾。

四、阴囊内肿块

阴囊内容物包括睾丸、附睾和精索等。触诊发现阴囊内肿块时，首先应判断肿块所处的解剖位置。阴囊内肿块以斜疝最常见，其特征为无痛性肿块，可以还纳。睾丸鞘膜积液呈囊性，透光试验阳性。痛性肿块多为急性睾丸附睾炎，上托阴囊可使疼痛缓解；其次为睾丸扭转，多见于青少年，急性发病，睾丸上提，托起阴囊疼痛反而加剧，超声检查可明确诊断。

精索静脉曲张患者可在阴囊内、睾丸上极可触及曲张静脉丛形成的软性肿块，站立时明显，平卧时缩小或消失，应与疝或交通性鞘膜积液相区别，超声检查可确诊。睾丸肿瘤质地坚硬，体积增大。附睾、精索肿瘤极为罕见。附睾结核早期与慢性附睾炎难以区别，晚期则表现为特征性的“串珠样”。

五、阴茎肿块

幼儿包茎内包皮垢可形成小肿块，但一般与皮肤不粘连。阴茎头部肿块常见于阴茎癌、乳头状瘤或尖锐湿疣。阴茎背侧或冠状沟处皮下条索状肿块，无压痛，质软如橡皮样，应考虑为阴茎硬化性淋巴管炎。阴茎海绵体炎时，阴茎红肿，可触及条索状硬结，压痛明显；慢性时，表现为纤维化或硬结。海绵体肿块多见于阴茎硬结症，肿块位于阴茎远端背侧，条索状，勃起后疼痛，严重时阴茎弯曲变形。

六、前列腺肿块

前列腺部触及肿块应注意区别肿瘤还是非特异性炎性结节、结核或结石。早期前列腺癌可以在前列腺表面触及孤立的硬结节；晚期时，癌肿占据整个前列腺，向直肠腔凸出，质地坚硬，表面结节感，不光滑，与周围界限不清。

第四节　男性性功能相关症状

一、阴茎勃起功能障碍

勃起功能障碍（ED）是男性最常见的性功能障碍，指阴茎不能达到和维持足以进行满意性生活的勃起。根据病因，ED 分为心理性、内分泌性、神经性、动脉性、静脉性和医源性 6 大类；临床上则分为器质性 ED（动脉性、静脉性、神经性和内分泌性）、心理性 ED 及混合性 ED。器质性 ED 约占 50%，病因主要有糖尿病、心血管疾病、脑脊髓病变、服用药物等。

二、性欲障碍

1. 性欲低下

是指对性交的欲望意念冷淡或根本无要求，或厌恶而拒绝性交等。性欲低下男性患者在外界刺激下仍有阴茎勃起，这不同于 ED。而女性表现为无性高潮。导致性欲低下的病因以精神因素为主，多有与性有关的创伤史，也与器质性疾病有关。女性发病率明显高于男性。

2. 性欲亢进

是指性欲望、性冲动过分强烈和旺盛，造成性兴奋频繁，性行为要求迫切，性交频率增加而自我感觉不满足为临床特点。患者常无自我主诉，多发现于性心理调查或性伴侣所述。

三、射精异常

1. 早泄

是射精障碍中最常见的疾病，发病率占成年男性的 35%～50%。早泄是指阴茎能勃起，性交时当阴茎插入阴道前或接触阴道后，即出现射精，性生活双方都不满意。性交时射精快慢无一定的标准，个体差异很大。因此，有正常性功能的男性在性交时偶尔出现射精过早，不应视为病态；只有经常射精过早，以致不能完成性交全过程时，才视为早泄。

2. 不射精

是指性欲正常的男子在性交过程中，勃起的阴茎插入阴道后，始终达不到性高潮且不能产生节律的射精动作，也没有精液射出尿道外口的一种异常现象。射精活动是神经、内分泌、生殖系统共同参与、协调的复杂生理反射结果，以上任何部位的病变均可以引起不射精。

根据病因分类：①功能性不射精。由于射精中枢受到大脑皮质的抑制或者由于脊髓射精中枢反应阈值太高或性刺激程度不足，正常性交动作不能诱发射精，但可以有梦精或手淫射精，主要病因有各种精神心理障碍、长期手淫、阴道松弛等。②器质性不射精。脊神经损伤、医源性射精神经系统受损等可以导致不射精，患者性交中还是睡梦中均无射精现象。③药物性不射精。部分药物可抑制射精，如镇静药、安眠药、抗抑郁药等，影响程度与药物剂量及用药时间有关。④混合性不射精。多由精神心理因素和服用药物造成的。

3. 逆向射精

是指患者性生活随着性高潮而射精，但是射精时精液全部自后尿道逆向流入膀胱，不从尿道口流出。正常射精时尿道内口闭锁以防止精液向膀胱逆流，而逆行射精则是由于尿道内口关闭不全，导致精液逆行射入膀胱。原发性逆行射精较为罕见，继发性逆行射精可见于前列腺电切术后、尿道外伤等。逆向射精的诊断依据是射精后尿液中含大量精子。

4. 射精痛

性兴奋或射精时患者感阴茎根部或会阴部疼痛，被迫中止性交，或遗精时痛醒。射精痛的病因有精囊炎、前列腺炎、前列腺结石、附睾炎、尿道狭窄等。由于射精痛，使患者畏惧射精，可能发展成心理性 ED 或功能性不射精。

四、无性高潮

无性高潮是女性常见性功能障碍，是指女性有正常性欲，但在性交中仅有低水平快感，很少出现或从不出现性高潮，从而得不到性满足。

五、血精

血精是男科临床最常见的症状之一，是指精液中混有血液。血精可呈鲜红色、咖啡色或暗红色，含血凝块或仅在显微镜下有少量的红细胞。血精的常见病因有：①精囊及前列腺疾病，如精囊炎、前列腺炎、前列腺及精囊的结核、结石、损伤等。②肿瘤，如精囊及前列腺的癌肿，精阜乳头状瘤。③血液病，如紫癜、白血病等。④其他，如精囊静脉曲张、会阴部长期反复压迫、精阜旁后尿道上皮下静脉扩张破裂等。

第五节　全身症状

发热、寒战是泌尿生殖系感染最常见的全身症状。对体重明显下降的老年人应进行详细检查，排除恶性疾病。

一、发热

发热是当机体在致热原作用下或各种原因引起体温调节中枢的功能障碍时，体温升高超出正常范围（36.2℃～37.2℃）。在对发热为主诉的患者进行问诊时，特别要重视发热热型、有无寒战、诊治经过及传染病接触史、手术史、服药史等。

1. 发热分类

常见的热型有稽留热、弛张热、间歇热、不规则热、癌性发热、波状热、消耗热。泌尿外科疾病常见热型为间歇热和不规则热，前者见于慢性泌尿男性生殖系统感染，后者主要见于肾癌。在疾病过程中，两种或两种以上热型交互存在，热型可由典型稽留热变为弛张热。由于抗菌药物的普遍应用，及时控制了感染；或由于解热药与肾上腺皮质激素的应用，也可使发热变为不典型。此外，热型还与个体反应有关，如老年人发热可不高或甚至无发热。

根据体温高低，发热可分为三种，即低热（37.3℃～38℃）、中热（38.1℃～39℃）、高热（39.1℃～41℃）。

2. 发热与泌尿外科疾病的关系

发热对泌尿系统有一定的影响。体温上升和高热持续时，体内的水分和钠盐潴留，同时肾小管的再吸收功能增强，导致尿量减少、比重增高，尿中氯化物含量降低。感染性发热时由于高热和病原体毒素的作用，可以使肾实质细胞发生变性，尿中出现蛋白质和管型。

严重泌尿系统感染可引起急性发热，见于急性肾盂肾炎、急性前列腺炎和急性附睾炎等。对于有尿路梗阻，特别是输尿管结石引起的上尿路梗阻的患者，症状的出现提示败血症，必须及时解除梗阻因素，引流尿液。发热伴膀胱刺激征和肾区叩压痛时，应考虑肾盂肾炎、肾周围炎或肾周脓肿等。

慢性尿路感染是女性患者常见的低热病因。部分患者可无明显的尿路刺激症状，甚至尿常规检查也可正常，而仅以低热为唯一临床表现。疑为尿路感染所致的低热时，应反复多次地进行尿常规检查和培养，中段尿每高倍视野有 5 个以上白细胞，细菌培养阳性，且菌落计数$>10^5$ 个/毫升时，则诊断可以成立。

恶性肿瘤有时首发症状为低热。肾癌患者发热的发生率为 10%～20%。部分患者发热是其就诊的唯一症状，常为 39℃以下的低热，偶为稽留热。发热原因多认为与肿瘤产生的致热原有关。另有研究发现，原发性肿瘤可能分泌白细胞介素-6 从而导致肿瘤性发热。在切除肿瘤后，体温多能恢复正常。

3. 原因不明发热

病因可概括为四大类，即感染、肿瘤性疾病、结缔组织—血管性疾病、诊断不明。其中感染、肿瘤性疾病、结缔组织—血管性疾病等 3 大类占约 80%以上患者的病因。在年龄方面可区分为 3 个不同的组别，6 岁以下的不明原因发热以感染性疾病为多见，特别是原发性上呼吸道、泌尿道感染或全身感染；6～14 岁年龄组则以结缔组织—血管性疾病和小肠炎症性疾病为最常见；14 岁以上的成人组，虽然感染性疾病仍占首位，但肿瘤性疾病的发病率明显地增长。

二、恶病质

恶病质也称恶病体质，是晚期恶性肿瘤患者极度消瘦、衰竭的一种表现，严重影响患者的治疗效果和生活质量。具体表现有厌食、贫血、进行性体重下降、极度消瘦，皮肤干燥松弛、肋骨外露、代谢失常等，俗称“皮包骨头”。据统计，约 50%癌症晚期患者伴有恶病质，其中 10%～25%的患者死于恶病质。

造成恶病质主要有三方面因素：①肿瘤的全身作用。由于肿瘤过度过快生长，尤其是全身多脏器转移后，增加基础代谢率或改变酶的利用，消耗了大量的热量和蛋白质，如果继发出血、发热和继发感染时，这种消耗会成倍增加。②肿瘤的局部作用。如胃肠道的梗阻，造成食欲明显下降，甚至完全不能进食，加重了消耗程度和速度。③治疗对局部和全身的影响。

第三章

泌尿系统感染

第一节　概述

尿路感染（UTIs）是一种常见病，其发病率在感染性疾病中仅次于呼吸道感染，多见于女性。尿路感染可以分为上尿路感染和下尿路感染，也可同时累及上、下尿路。正常情况下尿路是无菌的，但在肠道内的细菌通常可以上行导致尿路感染。当细菌的毒力增强或宿主的防御机制减弱时，尿路中就会出现细菌的种植、定居并引起感染。深入理解尿路感染的发病机制以及宿主和细菌因素在其中所起的作用，对疾病的诊断及治疗有着重要意义。尿路感染的临床表现形式多样，从无症状的膀胱菌尿到细菌感染相关的尿频、尿急等膀胱刺激症状，上尿路感染常伴有发热、寒战和腰痛，严重者可导致脓毒血症和死亡。虽然绝大多数患者在治疗后，感染症状可以得到迅速改善并能够治愈，但是早期诊断和治疗那些复杂尿路感染的高危患者仍是泌尿外科医生所面临的挑战。

一、定义

尿路感染是由细菌（极少数可由真菌、原虫、病毒）直接侵袭所引起。尿路感染分为上尿路感染和下尿路感染，上尿路感染指的是肾盂肾炎，下尿路感染包括尿道炎和膀胱炎肾盂肾炎又分为急性肾盂肾炎和慢性肾盂肾炎。

菌尿是指清洁外阴后在无菌技术下采集的中段尿标本，涂片每个高倍镜视野均可见到细菌，或者培养菌落计数超过 10^5 个/mL。菌尿被认为是尿路有细菌定植或感染的确切依据。在收集尿液标本时，耻骨上穿刺、导尿以及自行排尿导致标本污染的可能性依次升高。“有意义菌尿”指具有临床意义，表示存在尿路感染。菌尿可分为有症状菌尿和无症状菌尿。

脓尿指尿中存在白细胞（WBC），通常意味着感染以及尿路上皮对细菌的炎症反应。无脓尿的菌尿常表示尿路有细菌定植但没有形成感染。未检出细菌的脓尿则需考虑是否存在结核、凝结物或者肿瘤。

二、分类

（一）根据感染所来源的器官

膀胱炎主要表现为尿频、尿急、排尿困难，偶尔伴有耻骨上疼痛。但这些症状也可能与尿道或阴道的感染，或是非感染性疾病相关，如间质性膀胱炎、膀胱肿瘤或凝结物。相反，膀胱感染甚至上尿路感染也可能不表现出任何症状。

急性肾盂肾炎主要表现为寒战、发热、腰痛以及伴有菌尿和脓尿。一般来讲，如果没有腰痛，不宜使用急性肾盂肾炎这个诊断。急性肾盂肾炎可能不伴有常规临床方法所能检测出的形态学或功能上的改变，因此，对于自身不适部位不能明确定位的脊髓损伤或老年患者，急性肾盂肾炎的诊断可能非常困难。

慢性肾盂肾炎是细菌感染肾脏引起的慢性炎症，病变主要侵犯肾间质和肾盂、肾盏组织。由于炎症的持续存在或反复发生导致肾间质、肾盂、肾盏的损害，形成瘢痕，以至于肾发生萎缩和出现功能障碍。平时患者可能仅有腰酸和（或）低热，可没有明显的尿路感染的尿频、尿急、尿痛症状，其主要表现是夜尿增多及尿中有少量白细胞和蛋白等。可有长期或反复发作的尿路感染病史，部分患者在晚期可出现尿毒症。

（二）根据有无尿路功能上或解剖上的异常

（1）复杂性尿路感染：①尿路有器质性或功能性异常，引起尿路梗阻，尿流不畅。②尿路有异物，如凝结物、留置导尿管等。③肾内有梗阻，如在慢性肾实质疾病基础上发生的尿路感染，多数为肾盂肾炎，可引起肾组织损害。长期反复感染或治疗不彻底，可进展为慢性肾功能衰竭（CRF）。

（2）单纯性尿路感染则无上述情况，不经治疗其症状及菌尿可自行消失，或成为无症状性菌尿。成人肾盂肾炎如属单纯性，很少引起终末期肾病（ESRD）或病理上的慢性肾盂肾炎。

（三）通过其与其他尿路感染的关系

初发或孤立性感染是指以前从未有过尿路感染或很久以前曾经有过尿路感染的个体发生的感染。

未愈的感染指抗生素治疗无效果的感染。

三、流行病学

一旦患者发生尿路感染，那么以后就很可能再次发生感染。许多成人在儿童时期就患过尿路感染，这就表明了遗传因素在尿路感染中的重要性。对菌尿复发的女性患者在治疗后进行随访，发现大约 1/6 的患者复发率很高（平均 2.6 次/年），而其余的女性患者的复发率仅为每年 0.32。目前认为，以前感染发生的次数越多，感染复发的可能性就越高，而初次感染和第二次感染的间隔时间越长，感染复发的可能性就越低。

感染治愈后的康复期间隔时间平均大约为 1 年。大多数再感染发生于 2 周至 5 个月内，而且大多数发生在这一时间段的早期。再感染发生率与膀胱功能障碍、慢性肾盂肾炎以及膀胱输尿管反流无关。遗传因素在女性尿路感染发病机制中有比较重要的意义。

不治疗、短期治疗、长期治疗或预防性抗生素治疗，其再次发生菌尿的概率仍然是相同的，预防性应用抗生素治疗虽然可以减少再次感染，但是并不能从根本上改变感染复发的易感性。尿路感染无论是应用抗生素治疗还是任其自愈，感染复发的概率仍然是相同的。此外，尿路感染频发患者长期（>6 个月）预防性应用抗生素可能会降低用药期间的感染率，但是停药后感染率就会恢复到治疗前的水平。因此，即使感染复发间隔的时间再长，也不能改变患者自身对感染的易感性。

目前已经明确当存在梗阻、感染性凝结物、糖尿病以及其他危险因素时，成人的尿路感染会导致进行性肾损害。单纯复发性尿路感染的长期影响还不完全清楚，但是目前已确定复发性感染与肾脏瘢痕形成、高血压及进行性肾性氮质血症无关。

妊娠妇女的患病率和感染复发率是相同的，但她们较非妊娠妇女更易由菌尿发展为临床急性肾盂肾炎。

第二节　尿路感染的诊断

一、症状和体征

膀胱炎通常伴有排尿困难、尿频、尿急、耻骨上疼痛和血尿。下尿路症状最常见，且通常比上尿路症状提前数天出现。肾盂肾炎典型的表现为发热、寒战和腰痛，也可出现恶心和呕吐等胃肠道反应。肾脏或肾周脓肿可导致发热、腰部肿块和压痛。在老年人中，可能仅表现为腹上区不适，或不表现出任何症状。留置尿导管的患者通常伴有无症状的菌尿，但也有发生菌血症甚至危及生命的可能。

二、血液分析

尿路感染的诊断需要直接或间接的尿液分析，并经尿液培养确诊。尿液和尿路在正常情况下是不存在细菌和炎症的，在患有尿路感染时可能发生尿液分析和培养的假阴性，尤其是在感染的早期，细菌和白细胞的数量较低，或因液体摄入增加以及随后的利尿作用导致的尿液稀释。尽管存在细菌定植和尿路上皮炎症，但尿液中可能检测不到细菌和白细胞。尿液分析和培养的假阳性是由收集尿液标本过程中污染造成的。自行排尿留取标本最易发生污染。耻骨上穿刺留取膀胱中的尿液受污染的可能性最小。因此，这种方式能够提供对膀胱尿液状况最精确的评价。

（一）尿液采集

排尿和导尿的标本。采集尿液时减少细菌污染能够提高诊断的准确性。包皮环切后的男性排尿留取标本前不需要准备。对于包皮未环切的男性，在收集标本前则应该翻起包皮，并先用肥皂清洗阴茎头再用水冲洗干净。应留取最初的 10mL 尿液（代表尿道）和中段尿（代表膀胱）。通过前列腺按摩获取前列腺液。并将排出的前列腺液收集到载玻片上。此后留取前列腺按摩后排出的最初 10mL 尿液，代表混有前列腺液的尿液情况。一般不推荐对男性患者采用导尿的方法进行尿液培养，除非患者无法自行排尿。

女性患者中段尿标本通常会受到阴道前庭的细菌和白细胞污染，特别是当女性患者分开阴唇及维持阴唇分开状态有困难时。因此应指导女性如何分开阴唇，用湿润的纱布清洗干净尿道口周围的区域，然后再收集中段尿标本。不建议使用抗菌剂进行消毒，因为可能会沾染排尿标本，并且导致尿液培养的假阴性。如果有证据表明排尿标本受到了污染，如在尿液分析时发现有阴道上皮细胞和乳酸杆菌，则应该通过尿管导尿收集中段尿。

耻骨上穿刺准确性非常高，但由于它会带来一些损伤，因此在临床中仅作有限的使用，除非患者不能按要求排尿。它对截瘫患者是极其有用的。穿刺留取的标本反映了膀胱尿液中的细菌学状况，避免了将尿道细菌引入膀胱引起新的感染。

（二）尿液分析

对具有尿路症状的患者，应在显微镜下观察是否存在菌尿、脓尿和血尿。尿液分析能够快速识别菌尿和脓尿，对尿路感染进行初步的诊断，具有高度特异性。然而在菌落计数较低的感染中，显微镜由于观测的体积等限制，常检测不到细菌。因此，即使尿液分析为阴性结果，也不能排除细菌数量少于或等于 30 000 个/mL。

有些乳酸杆菌、棒状杆菌等革兰阳性菌在染色时会表现为革兰阴性，因此可能会出现在显微镜下的尿液沉淀中可以看到细菌，但是尿液培养显示没有细菌生长。女性阴道正常菌群也有很大一部分厌氧菌为革兰阴性杆菌。

脓尿和血尿是提示尿路有炎症反应的良好指标。但观察到的细胞数量会受到水合状态、尿液收集的方法、组织反应强度、离心尿液体积、速度以及沉淀物再悬浮的数量等影响。

但是有脓尿并不能说明一定是尿路感染所致，许多尿路疾病在没有菌尿的情况下也可产生明显的脓尿。结核、凝结物在没有尿路感染的情况下也能产生含有大量白细胞的明显的脓尿。几乎所有导致尿路损伤的疾病，都能引起大量新鲜的多形核白细胞排出。

（三）尿液培养

目前用到的有两种尿液培养技术，传统的定量培养技术是在一次性的单片琼脂培养板上对已知数量的尿液进行直接的培养，这已应用于绝大多数微生物学实验室。一种更简单但准确性略低的技术是使用浸片式培养法。在实际操作中，细菌生长的情况是与视觉标准来比较和记录，较难识别细菌的种类。浸片培养可以在采集尿液后立即进行培养而不需要冷藏，较传统的方法更为方便。

三、感染

1. 发热和腰痛

目前临床上通常认为发热和腰痛提示肾盂肾炎可能，对小儿和成人以及终末期肾病患者进行的侵袭性定位研究中，感染局限于膀胱的菌尿患者，发热甚至腰痛的发生率很高。

2. 输尿管导管插入术

使用输尿管导管不仅可以区分细菌来自上尿路或下尿路，也可以区分哪一侧肾的感染，甚至能定位异位输尿管或无反流的输尿管残端感染（使用盐水溶液冲洗）。当这一技术被应用到大量的菌尿患者时，发现45%仅有膀胱感染，27%为单侧肾菌尿，28%为双侧肾菌尿，这些数字已经被至少3个国家（美国、英国和澳大利亚）的5个研究者证实，可作为任何成年人总体菌尿发生率的参考。尽管在菌尿存在的情况下肾凝结物和其他的肾异常可能会增加肾脏感染的概率，除非得到了有意义的检查结果，不能将感染部位直接定位到肾。

3. 组织和凝结物培养

将从尿路取出的凝结物进行培养，在临床上对确定存在于凝结物缝隙中的细菌是有一定的意义，组织培养主要用于研究。

四、影像学检查

单纯性泌尿系感染不需要影像学检查，因为根据临床和实验室的检查结果就能做出正确的诊断，并足够确定大多数患者的治疗方案。但是，大多数男性患者的尿路感染、抵抗力差的患者的感染、伴有发热的感染、有尿路梗阻的症状或体征、复发的感染提示细菌在尿路中持续存在以及合理治疗无效的感染都需要用影像学方法来明确潜在的异常，这些异常可能需要改变治疗方案或行经皮肾穿刺或外科手术治疗。

1. 超声检查

泌尿系超声检查在泌尿外科影像学中占据着越来越重要的地位，因为其无创、快速、普及、廉价、无放射性损害、无造影剂过敏等优点，可以识别异物、肾凝结物、肾积水、肾积脓、肾周脓肿。超声也可诊断残余尿。但超声检查并不能代替其他影像学检查，其依赖于检查者对图像的解释及操作技术。对于肥胖或有引流管或开放性伤口存在技术上的弱点。

2. 腹部卧位平片

腹部卧位平片对不透光的凝结物、异物具有诊断意义，可发现气性肾盂肾炎里异常气体。肾周或肾脓肿时，腹部卧位平片上腰大肌轮廓消失，但腹部卧位平片的特异性较差，容易受肠积气影响，必要时需行肠道准备。

3. 排泄性尿路造影

排泄性尿路造影也称静脉肾盂造影，是评估复杂性尿路感染的常规检查。可以明确尿路梗阻的部位和范围，可明确诊断凝结物引起的尿路梗阻，有助于诊断泌尿系畸形。但是肾积水时作用不显著，肾盂脓肿或肾脓肿时慎用。

4. 计算机断层扫描（CT）和磁共振成像（MRI）

CT 和 MRI 相对于超声及 X 线检查图像更清晰，分辨率更高，可以发现超声及 X 线难以分辨的异常。CT 平扫对凝结物的诊断及位置和大小的描述更准确，普遍用于临床。

5. 放射性核素显像（ECT）

ECT 是反映肾盂肾炎早期皮质缺血及肾脏瘢痕形成的最灵敏、可靠的手段。但 ECT 的普及不如其他影像学检查，临床对于泌尿系感染诊断时应用有限。

第三节　抗菌药物治疗

抗菌药物治疗是尿路感染的主要治疗方法。中段尿培养对抗菌药物的选择起指导作用，推荐根据药敏试验选择用药。由于尿培养有需时长、不能普及的局限性，可以对有尿路感染症状的患者施行经验性抗菌药物治疗。

一、常用抗菌药物的作用机制

（1）干扰细菌细胞壁合成。包括β内酰胺类的青霉素、头孢菌素、碳青霉烯类和磷霉素、万古霉素类。

（2）损伤细菌细胞膜。有多黏菌素B、制霉菌素等。

（3）影响细菌蛋白质合成。有氨基糖苷类、四环素类、红霉素、林可霉素等。

（4）抑制细菌核酸代谢。有氟喹诺酮类、利福霉素类。

（5）其他。如影响叶酸合成的磺胺类药物等。

二、抗菌药物分类

1. 浓度依赖性药物

这类药物在有效浓度范围内呈现浓度依赖性杀菌的特点，所用药物浓度越高，杀菌率和杀菌范围也随之增高，如氨基糖苷类和氟喹诺酮类，这些药物的用药方案目标是把药物浓度提高到最大限度。

2. 时间依赖性药物

疗效与抗菌药物血药浓度维持超过致病菌的最小抑菌浓度（MIC）的时间有关，如β内酰胺类、部分大环内酯类，这些药物的用药方案目标是尽可能延长接触时间，在血清浓度超过MIC期间，持续时间的长短将是这些药物效能的重要决定因素。

三、抗生素选择

在抗生素选择上，应根据抗生素的抗菌谱、疗效、常见的不良反应、联合用药、患者经济条件等多方面因素最终决定用药方案。

1. 甲氧苄啶/磺胺甲基异噁唑

TMP-SMZ合剂已经成为治疗急性尿路感染最广泛使用的药物。对于多数非复杂性感染单用TMP治疗的效果与SMZ联用是相同的，而且可能副反应更低，但是，加用SMZ可以通过协同的杀菌作用使得对上尿路感染的治疗更加有效，而且可能会抑制耐药性的出现。单用TMP或联合SMZ对大多数常见的尿路病原体均是有效的，值得注意的是肠球菌属和假单胞菌属除外。TMP和TMP-SMZ价格低廉而且对肠道菌群的影响极低，缺点是不良反应相对常见，主要包括皮疹和胃肠道症状。

2. 呋喃妥因

呋喃妥因对常见的尿路病原体有效，但对假单胞菌属和变形杆菌菌属无效。它可以快速地进入尿液中，但在大多数身体组织达不到治疗浓度，包括胃肠道。因此，它对上尿路感染和复杂性感染是无效的。呋喃妥因对肠道固有菌群和阴道菌群影响极低，并已经有效地作为预防性用药超过 40 年。细菌出现对呋喃妥因的获得性耐药概率极低。

3. 头孢菌素

所有三代的头孢菌素都已经被用来治疗急性尿路感染。总体来说通常头孢菌素对肠杆菌属活性高，对肠球菌属活性低。第一代头孢菌素对革兰阳性菌以及常见的尿路病原体加大肠杆菌和肺炎克雷白杆菌的抗菌活性更强，而第二代头孢菌素具有抗厌氧菌的活性，第三代头孢菌素对社区获得性和院内革兰阴性菌比其他 β 内酰胺类抗生素的活性更高。由于这些广谱抗菌药物可以引起细菌的选择耐药性，因此应仅限于在复杂性感染或需要行胃肠外治疗以及可能对标准的抗生素耐药等情况下使用。也可用于妊娠期尿路感染。

4. 氨苄西林

氨苄西林和阿莫西林过去经常被用来治疗尿路感染，但是有40%～60%常见的尿路病原体出现了耐药，这也降低了这些药的有效性。这些药物对肠道正常菌群和阴道菌群的影响能使患者发生耐药菌导致的再感染并且经常会导致念珠菌阴道炎。将 β 内酰胺酶抑制物克拉维酸与阿莫西林联用能极大提高抑菌活性。但是较高的费用以及胃肠道不良反应限制了它的使用。广谱的青霉素衍生物（例如哌拉西林、美洛西林和阿洛西林）保留了氨苄西林对抗肠球菌的活性，并提供了对耐氨苄西林革兰阴性杆菌的抗菌活性，用于治疗院内获得性尿路感染以及初始胃肠外治疗院外获得性急性非复杂肾盂肾炎。

5. 氨基糖苷类

氨基糖苷类与 TMP-SMZ 或氨苄西林联用，是治疗伴有发热的尿路感染的首选药物。它们具有肾、耳毒性，因此需要监测患者的肾功能和听力。氨基糖苷类每天一次的给药方式能够优化峰值浓度与最小抑菌浓度的比值，使杀菌作用达到最大并减少潜在的毒性。

6. 氨曲南

氨曲南具有与氨基糖苷类和所有的 β 内酰胺类相似的抗菌谱，它没有肾毒性。但是它的抗菌谱要窄于第三代头孢菌素。主要用于对青霉素过敏的患者。

7. 氟喹诺酮类

氟喹诺酮类具有广谱抗菌活性，是尿路感染经验性治疗的理想药物。它们对肠杆菌属细菌以及铜绿假单胞菌具有非常强的作用，对金黄色葡萄球菌和腐生葡萄球菌也有很强的作用，但大多数厌氧菌对氟喹诺酮类药物耐药，尽管此类药物没有肾毒性，但肾功能不全可影响此类药物代谢，需适当减量。药物的不良反应少见，以胃肠功能紊乱常见。但有报道服用氟喹诺酮可导致对软骨发育障碍，因此，目前氟喹诺酮类药物禁用于幼儿、青少年和怀孕或哺乳期的女性患者。

8. 糖肽类抗生素

糖肽类抗生素主要包括万古霉素及去甲万古霉素等。主要用于革兰阳性菌导致的严重感染，特别是耐甲氧西林金黄色葡萄球菌（MRSA）或耐甲氧西林凝固酶阴性葡萄球菌（MRC-NS）。但此类药物具有耳、肾毒性，用药期间需定期复查尿常规、肾功能、监测血药浓度，注意听力改变等，疗程不得超过 14 天，避免与其他肾毒性药物合用，孕妇应避免使用。

第四节　泌尿外科常见手术抗生素的预防性应用

外科预防性应用抗生素是指在外科操作前和操作后的一个有限的时间内使用抗生素来预防局部和全身的感染。对大多数操作而言，预防性应用应该在操作前的 30~120 分钟开始。在整个操作的过程中都应该保持有效的浓度，在某些特殊情况下还需维持到操作后一段时间内（多数达 24 小时）。

在泌尿外科领域有许多患者需行侵袭性操作。在确定是否需要预防性抗生素治疗时，宿主对菌尿或菌血症的反应能力以及发生感染的可能性是两个重要的考虑因素。影响宿主对炎症反应能力的因素包括高龄、解剖异常、营养状况差、吸烟、长期使用皮质激素、同时使用其他药物以及免疫缺陷（如未治疗的 HIV 感染），此外长期的引流物植入、导致感染的体内物质（如凝结物）、隐性感染的病症，以及由于住院时间的延长也可通过增加局部细菌浓度和（或）改变菌群的种类来增加感染性并发症的风险，人工心脏瓣膜或关节假体受播散的可能性增加了宿主全身感染后果的严重性。因此，详细了解患者的病史和检查是指导泌尿外科操作前抗生素预防性应用的决定性因素。

操作类型也有助于确定预防性治疗的开始时间、持续时间以及预防性抗生素的种类。还应该考虑局部组织受损的程度以及该部位可能的细菌类型。

一、尿管的插入与拔除

在导尿前预防性使用抗生素的指征并不是固定的，取决于患者的健康状况、性别、居住环境以及导尿的指征。居住在家中的健康女性一次置入尿管后感染的风险是 1%~2%，但是住院患者的风险要显著升高。因此，对具有感染危险因素的患者（如老年、解剖结构异常、营养状况差、长期置入引流物、长期服用激素、糖尿病等)，口服抗生素如 TMP-SMZ 或氟喹诺酮类进行预防可以降低操作后感染的风险。

二、尿流动力学检查

尿流动力学检查与膀胱镜检查类似，是一个创伤极小的操作，对尿路上皮具有有限的损伤，使得在具有正常解剖和免疫功能的宿主中局部感染的风险很低。但尿流动力学检查后男性患者菌尿的发生率（36%）要明显高于女性患者（15%）。研究表明无感染的女性尿失禁患者在接受尿流动力学检查后预防性给予抗生素不能显著降低菌尿和感染的发生率，但是，对于临床病史更加复杂的患者，或具有解剖异常的患者，如具有大量残余尿的男性或脊髓损伤的患者，都应该考虑给予预防性抗生素治疗。

三、经直肠超声引导下的前列腺穿刺活检

大多数研究表明，在经直肠超声引导下的前列腺穿刺活检中预防性使用抗生素可以减少操作后的发热和尿路感染的发生率，治疗使用的抗生素的级别以及持续的时间存在很大的差别和争议。

四、体外冲击波碎石

据报道，在没有抗生素预防的情况下，体外冲击波碎石术后尿路感染的发生率从 0~28%不等。一个最近关于同期随机对照实验的荟萃分析研究了在体外冲击波碎石术中使用抗生素预防的实用性和成本效益，研究显示在那些操作前尿液培养无细菌生长的患者中，预防性使用抗生素可以将术后尿路感染的发生率从 5. 7%减少到 2. 1%，同时分析了当预防性使用抗生素是考虑用来治疗极少出现但更严重的并发症（例如尿脓毒症和肾盂肾炎）的成本效益，特别是近期有尿路感染或感染性凝结物病史，需要在体外冲击波碎石前给予完整疗程的抗生素治疗。

五、膀胱镜

膀胱镜检查是一个创伤极小的操作，仅有有限的上皮损伤。研究显示，在无抗生素预防下接受膀胱镜检查，术后经尿液培养证实的尿路感染发生率在 2. 2%~7. 8%。虽然对于单纯的膀胱镜检查预防性治疗没有绝对的指征，但当宿主的异常因素能够增加感染可能性和严重性时，我们推荐预防性使用抗生素。最合适的药物以及给药的剂量还没有经过良好的研究，通常使用单次剂量的氟喹诺酮。

六、经尿道前列腺电切术和膀胱肿瘤电切术

治疗性经尿道的下尿路操作局部发生感染的风险要高于单纯的诊断性膀胱镜检查术。黏膜的损伤、操作持续的时间增加和操作的程度和难度、加压冲洗以及对感染物质的处理或切除增加感染性并发症的风险。最有效的抗生素种类包括氟喹诺酮类，氨基糖苷类、头孢菌素类和 TMP-SMZ。当留置尿管时，单剂量的抗生素治疗确实可以降低发生菌尿的相对危险度，但不如短疗程抗生素治疗（2~5 天）那样效果明显。虽然在留置尿管期间连续的抗生素治疗事实上不属于预防性用药，但是在预期的一个较短的时间内（有尿管留置）连续使用最初的预防性抗生素，并不会增加细菌发展为耐药菌的风险。对于术前已经明确有尿路感染的患者，在操作前应将感染清除。因此，在这些患者中，术前使用抗生素是治疗性的，而不是预防性的。诊断性和治疗性的上尿路操作如果在加压灌注下完成可能会导致尿路上皮的损伤，因此预防性使用可覆盖尿路病原体的抗菌谱的抗生素是有指征的。

七、输尿管镜检查术

诊断性和治疗性的上尿路内镜操作导致局部感染的风险要高于单纯诊断性膀胱镜操作，这是由于几个因素造成的，包括对黏膜损伤的增加、大多数输尿管镜操作的持续时间和困难程度的增加、冲洗的压力增加以及需要切除或处理受感染的物质。预防性使用氟喹诺酮可以显著减少操作后尿路感染的发生率。如果怀疑术前存在感染或感染性物质，推荐在操作前进行尿液培养并使用适当的抗生素进行足疗程的治疗。

八、经皮操作

经皮肾手术通常存在较大的肾凝结物、肾盂输尿管连接处梗阻以及监测移行性细胞癌时实施。发热和菌血症是很常见的，主要是由肾实质的损伤、加压灌注以及一些病例中需处理感染性凝结物等因素综合导致的结果。如果术前尿液培养呈阳性，那么在术前就应该对感染进行治疗。相反，如果术前培养是阴性的，应该使用可以覆盖常见尿路病原体的抗生素进行预防性治疗。

九、开放手术和腹腔镜手术

开放性的外科操作可以分类为清洁、可能污染、污染以及严重污染几类。对可能污染和污染伤口建议进行抗生素预防，而对严重污染和感染的伤口应使用适当的抗生素进行治疗。泌尿外科的清洁手术包括肾上腺手术、根治性肾切

除术（如果尿路没有进入的话）等。尿路被有选择开放的泌尿外科操作都被认为是可能污染的操作，如果进入感染的尿路则被认为是污染的操作，可能给手术部位带来较高的感染风险。应该用对最有可能引起感染的细菌有效的抗生素，在操作前的 1 小时给药，在操作结束后的 24 小时中止，延长预防性用药时间并不能更有效预防感染。当考虑使用结肠或阑尾来重建尿路时，推荐术前 18 ~ 24 小时口服抗生素做肠道准备，手术切开前 30 ~ 60 分钟静脉使用第二、三代头孢类抗生素。对 β 内酰胺类过敏的患者推荐使用克林霉素联合庆大霉素、氨曲南或环丙沙星。泌尿外科中严重污染的伤口包括泌尿生殖道所有部位的脓肿和穿透性损伤。对严重污染伤口的治疗，应该在一开始就使用广谱的抗生素覆盖预期引起感染的细菌，在术中进行伤口培养，后续的治疗和治疗持续时间取决于培养出细菌的敏感性。

第四章

泌尿系统肿瘤

第一节　膀胱肿瘤

膀胱肿瘤是我国泌尿生殖系肿瘤中最常见的肿瘤。膀胱肿瘤的发病率在男性比女性高，城市比乡村高，工业发达的国家比工业不发达国家高。移行细胞癌在膀胱癌中最常见。

一、概述

（一）病因

膀胱肿瘤的病因复杂，但现在对它已有了进一步的了解。许多因素与膀胱癌形成有一定关系。

（1）染料工业等引起职业性膀胱肿瘤。从动物实验和流行病学研究，确认β-萘胺、4-氨基联苯、联苯胺、α-萘胺等是膀胱致癌物质。接触这一些致癌物质后发生膀胱肿瘤的潜伏期为3~30年，平均为20年左右。这些致癌物质是通过皮肤、呼吸道或消化道进入人体，在尿中以邻羟氨基酚类物质排出而使尿路上皮细胞癌变的。此外，从事橡胶、纺织印染、电缆、油漆、燃料、皮革、印刷、焦油和农药等行业的工人也有膀胱肿瘤的高发现象，但其特异性的致癌物质并未十分明确。

（2）人体色氨酸代谢异常。烟酸是色氨酸正常的最终代谢物，中间产物如3-羟犬尿氨酸、3-羟邻氨基苯甲酸和3-羟-2-氨基-苯乙酮，均属邻羟氨基酚类物质。在膀胱癌患者中尿内色氨酸中间代谢产物较正常人为高。

（3）吸烟与膀胱肿瘤有一定关系，是一种重要的体外诱因。吸烟者膀胱癌发病率4倍于非吸烟者，而且与吸烟的量有关。肿瘤的分级、分期及肿瘤复发率在吸烟者比不吸烟者高。另外吸烟能阻断色氨酸正常代谢使致癌性中间代谢物积累。

（4）慢性膀胱炎症和其他感染在膀胱肿瘤发生中也起重要作用，病变大多为鳞状细胞癌。长期膀胱凝结物、先天性膀胱外翻、膀胱憩室和长期留置导尿管易并发膀胱癌。有2%～10%长期留置导尿管的截瘫患者出现膀胱肿瘤。在埃及血吸虫病流行地区内膀胱癌发病率升高。

（5）长期大量使用镇痛药如非那西汀能引起肾盂及膀胱移行上皮癌，此药结构与苯胺染料相似。

（6）使用糖精或仙客来（环己氨基磺酸盐，cyclamen）等人工甜味品，在动物实验中有致癌性，但在实验时使用的浓度远高于人日常生活所使用的浓度，在人类膀胱肿瘤的致癌作用未获证实。

（7）有报道认为饮用咖啡和茶与膀胱肿瘤有关，有人认为烤咖啡豆的烟灰是一种有效的诱变物。但这些饮料被广泛消耗，并常同甜味剂一起用，因此，是否有致癌作用仍不明确。

（8）患子宫颈癌接受盆腔放疗的女性发生膀胱肿瘤的危险性比普通女性增加2~4倍，这些肿瘤在诊断时往往是高分级和局部浸润性膀胱癌。

（9）有报道膀胱肿瘤有遗传倾向，有特殊HLA亚型的人患膀胱肿瘤的危险性要高于普通人，但仍需进一步研究证实。

（二）病理

构成膀胱的各种组织均可发生肿瘤，分为两大类：①发生于上皮组织的肿瘤，在所有膀胱肿瘤中，上皮性肿瘤占98%，其中移行上皮性肿瘤占95%，在临床上占重要地位，其余包括腺癌及鳞癌。②从间叶组织发生的肿瘤。

移行上皮性肿瘤包括乳头状瘤、乳头状癌及浸润性癌三种。

1. 乳头状瘤

乳头状瘤主要发生年龄在60~69岁，男性多于女性。乳头状瘤可发生在膀胱任何部位，侧壁最常见，其他为三角区和输尿管开口部。膀胱镜下所见肿瘤为红色隆起，有柔软细长的蒂，肿瘤的大小为1～5cm。乳头由5～7层形如正常的移行细胞覆盖，有清楚的纤维组织及血管中心束。瘤细胞呈栅栏状排列，上皮有轻度和不规则增厚，但细胞分化良好，核分裂象不明显，约1/3病例有不同程度的非典型性增生。肿瘤可单发或多发，乳头状瘤遍及膀胱各部时称为膀胱乳头状瘤病。乳头状瘤有复发的特点。5年内复发率为60%，其中15%～20%有癌变，多在术后1年内复发。但亦有一次治疗后永不复发的。

与上述乳头状瘤生长方向相反的称为膀胱内翻型乳头状瘤，不常见。病理表现为膀胱黏膜下肿块，上覆以正常的移行上皮，肿瘤细胞由此层上皮向下生长，形成许多交接的移行上皮索等。

2. 乳头状癌

最多见。分为绒毛乳头状和乳头状移行上皮癌。病理特点是各乳头粗短融合，瘤蒂粗短或无蒂而基底宽，瘤表面有坏死或钙盐沉着。肿瘤可向下侵犯基底膜及肌层。镜下见乳头的移行上皮层次增多，癌细胞排列紊乱，细胞形态明显差异，纤维血管轴心不像乳头状瘤那么明显，可见核分裂象及有巨核细胞，核胞质比例增大，染色质浓染。肿瘤不同程度地保持移行上皮的特性。

3. 浸润性癌

又称非乳头状癌、实性移行细胞癌。此型恶性程度高。肿瘤为白色、扁平或呈结节性团块，无明显的乳头形成，肿瘤常侵犯膀胱全层，表面不平，有溃疡形成，或有坏死及钙盐沉着，肿瘤的边缘可高起呈结节状。早期向深处浸润，发生转移早，80%~90%肿瘤在确诊时已有肌肉浸润。肿瘤起自移行上皮，瘤细胞大小不等，形成索条状或巢状，有大的异形细胞核，常见异常核分裂象，偶见高度恶性小细胞，类似肺燕麦细胞。肿瘤局部可有鳞状化生和假腺腔结构。在肿瘤周围和膀胱其他部位常见明显的上皮异常或原位癌。非典型增生和原位癌是该肿瘤的常见起源。

4. 原位癌

是一特殊的移行上皮性肿瘤，恶性程度高。原位癌分为两类，一类为原发性原位癌，另一类为原位癌伴有其他类型癌。表现为扁平斑片，边缘不清或呈颗粒状隆起，黏膜充血。开始时局限于移行上皮内，形成稍突起的苔藓状红色片块，不向基膜侵犯，但细胞分化不良。细胞间黏附性丧失，细胞容易脱落而易从尿中检出。常与恶性度高的、分化不良或浸润深的膀胱癌同时存在，在局限性膀胱癌作多处膀胱活检时原位癌的发生率为3.2%，对膀胱全切标本作系列切片时原位癌发生率可达90%。原位癌的分布有时比较散在，远离原来的肿瘤，提示作膀胱活检时要从多处获取组织。当在膀胱肿瘤周围上皮有原位癌时，5年内多复发为浸润性癌。从原位癌发展为浸润性癌一般需1~1.5年，有长达20年者，而有些却长期静止。

5. 腺癌

又称胶样癌、黏液腺癌或印戒细胞癌，属少见的膀胱肿瘤。肿瘤好发于膀胱顶部，起源于脐尿管残余，其次好发部位为膀胱基底部。慢性刺激病变亦能引起移行上皮的腺性上皮化生，导致腺性膀胱炎或囊性膀胱炎，继而发生腺癌。肿瘤由大小形状不同的腺体构成，腺体被覆分泌黏液的柱状或立方细胞和多数杯状细胞，形成向外突出的小袋，有时有囊性扩张。腺体内的黏液量差异颇大，偶尔肿瘤由大量黏液性印戒细胞组成，黏液存在于肿瘤细胞内，聚集成黏液湖。腺癌的扩散与移行细胞癌相似，转移最常在淋巴结、肝脏、肺和肾。

6. 鳞状细胞癌

亦属罕见，发病与慢性刺激导致鳞状上皮化生有关。有报告局灶性鳞状上皮化生可达 60%，但只有在肿瘤各部出现一致的病理改变时才能诊断为鳞状细胞癌。国内有不少膀胱凝结物伴发鳞状细胞癌的报道，一般说来膀胱鳞状细胞癌比移行上皮癌恶性度高，发展快，浸润深，预后不良。

7. 非上皮性肿瘤

即来自间叶组织的肿瘤，约占全部膀胱肿瘤的 2%。见于文献者有血管瘤、淋巴管瘤、平滑肌瘤、平滑肌肉瘤、嗜铬细胞瘤、恶性黑色素瘤、浆细胞瘤、纤维瘤、纤维肉瘤、癌肉瘤、组织细胞瘤、软骨瘤、骨肉瘤等。

（三）分期和分级

分期是指膀胱肿瘤的浸润深度，对于膀胱移行上皮性肿瘤目前有主要两种分期方法：一种是 JSM 法；另一种最常用的是国际抗癌协会（UICC）提出的 TNM 法。国际抗癌协会拟定 TNM 肿瘤分期的原则为：①浸润限于膀胱壁（T）。②浸润达骨盆及腹部淋巴结（N）。③有其他器官转移（M）。

分级是指肿瘤的恶性程度。目前主要采用 WHO 倡议的三级分期法，即 G_1 高分化、G_2 中分化、G_3 低分化。其浸润深度与淋巴结转移关系见表 4-1、表 4-2。

表 4-1　肿瘤在膀胱壁的浸润深度与淋巴结转移的关系

病理分期	阳性淋巴结（%）	
	Skinner 等	Smith 和 Whitmore
P_1 和 P_{is}	5	3
P_2	30	8
P_3A	31	47
P_3B	64	47
P_4	50	42

注：P_1，侵及固有膜；P_{is}，原位癌；P_2，侵及浅肌层；P_3A，侵及深肌层；P_3B，侵及膀胱周围脂肪；P_4，侵及盆腔壁前列腺、阴道或子宫。

表 4-2　临床分期和淋巴结转移的关系

临床分期	转移率（%）
T_1（达黏膜下层）	5
T_2（达浅肌层）	13
T_3（达深肌层或周围脂肪）	18
T_4（侵入邻近器官）	44

肿瘤的分期与分级有内在的联系，大多数的细胞分化好或中等的（分级低）为表浅性肿瘤，而细胞分化差的（分级高）常为浸润性肿瘤（图 4-1）。

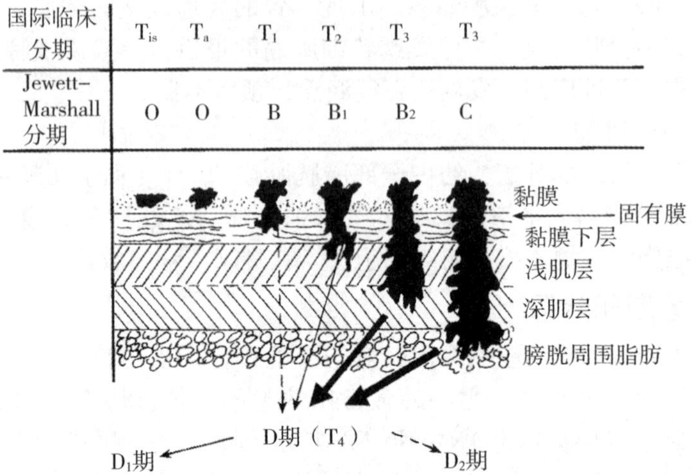

图 4-1　膀胱癌的分期示肿瘤浸润深度与临床分期的关系

二、临床表现

膀胱肿瘤多见于男性，发病率高于女性 3～4 倍，50～70 岁发病率最高，占 50%。

血尿是膀胱癌最常见的症状，也常是最早的症状。大多为肉眼血尿，少数为镜下血尿。多为无痛性全程血尿，偶尔为终末血尿，都是间歇出现。血尿及贫血程度一般与肿瘤的严重性成正比，但在极少数情况一个小的乳头状瘤也可以引起严重的血尿。出血量多少不一，血尿严重时可出现血块，有时可发生排尿困难。当血尿自行停止时可造成疾病已愈的错觉，以致延误就诊。

其他的症状包括尿频、尿急和尿痛等，表示肿瘤有坏死、浸润膀胱壁或者肿瘤位于膀胱颈部。原位癌常在确诊前数月就有类似膀胱炎的症状。位于膀胱颈或带蒂的肿瘤有时能引起排尿困难或尿潴留。起源于脐尿管的腺癌则首先表现为耻区肿物。

肿瘤坏死组织脱落时，尿液中有腐肉样组织排出，肿大的转移盆腔淋巴结压迫髂静脉及淋巴管后可引起下肢水肿，有腰椎、骨盆转移时可引起腰背部疼痛。晚期膀胱癌大多有大量血尿、排尿困难、尿痛、尿潴留及膀胱区严重疼痛等症状。

三、诊断

凡有原因不明的血尿（肉眼或镜下）或膀胱刺激症状的患者，特别是年龄40岁以上者，都应考虑到膀胱癌的可能，必须进一步做详细检查。膀胱肿瘤的诊断应明确肿瘤的部位、范围、大小、数目、恶性程度、浸润深度及有无转移，作为治疗的依据。

1. 膀胱镜检查

它可以直接看到膀胱肿瘤的形态是乳头状还是实性、团块状，有血管蒂存在还是广基，其他如肿瘤所在部位、数目、大小等皆可观察，并可取活组织检查（图4-2），但原位癌常不能被见到。膀胱镜检查初步可以鉴别肿瘤是良性或恶性。良性乳头状瘤的蒂很细，乳头分支细长、透明，随着膀胱冲洗液漂动，有时还可见到上面的毛细血管，附近的膀胱黏膜正常；原位癌（T_{is}）可见黏膜上似天鹅绒突起的红色区域，外观与充血和增生的黏膜相似，膀胱镜检查时出现激惹或痉挛者说明有广泛的原位癌，应多处取活检证实；乳头状癌多数为表浅的 T_0、T_1 期肿瘤，单发或多发，肿瘤局限在黏膜或黏膜固有层，蒂细长，蒂上长出绒毛状分支，在膀胱内注水时，肿瘤乳头在水中漂荡，犹如水草；结节、团块乳头状癌常为 T_2、T_3 期肿瘤，乳头状癌的蒂较粗，乳头分支短而粗，有时像杨梅状，往膀胱注水时活动较少，附近黏膜增厚、水肿；浸润性癌常为 T_3、T_4 期，无蒂，境界不清，局部隆起，表面褐色或灰白色，肿瘤坏死处形成扁平的溃疡，溃疡出血或有灰白色脓苔样物沉淀，边缘隆起并向外翻，肿瘤附近黏膜不光洁、增厚、水肿、充血。大多数膀胱移行细胞肿瘤位于膀胱底部，包括三角区及其附近的膀胱侧壁以及输尿管口周围。有些肿瘤位于膀胱顶部或前壁，一般膀胱镜不易发现，可应用软性膀胱镜弥补此缺点。除单纯的乳头状瘤外，要做多处膀胱活检以了解有无上皮变异或原位癌。

2. 尿脱落细胞检查

凡疑有尿路上皮细胞肿瘤但尚未得到确诊的患者均应进行尿脱落细胞检查。由于无痛苦和无损伤，患者容易接受。尿的收集很重要，容器必须清洁，以新鲜尿为好，搁置长久的尿细胞容易破坏，难以诊断。第一次晨尿往往夜间在膀胱内停留时间较长，影响诊断，因此建议送第二次或新鲜尿液检查。脱落细胞的阳性率与肿瘤的恶性程度有较密切的关系。因恶性程度愈高，癌细胞之间的黏附力愈差，从而愈容易脱落。据 Nelson 报告，分化好的乳头状移行细胞癌Ⅰ级阳性率仅10%或更低，Ⅱ级阳性率50%，Ⅲ级阳性率90%，而原位癌为未分化癌，其阳性率接近100%。在安排膀胱镜检的同时进行尿细胞学检查，可以增加肿瘤细胞的检出率，一般阳性率约为80%。

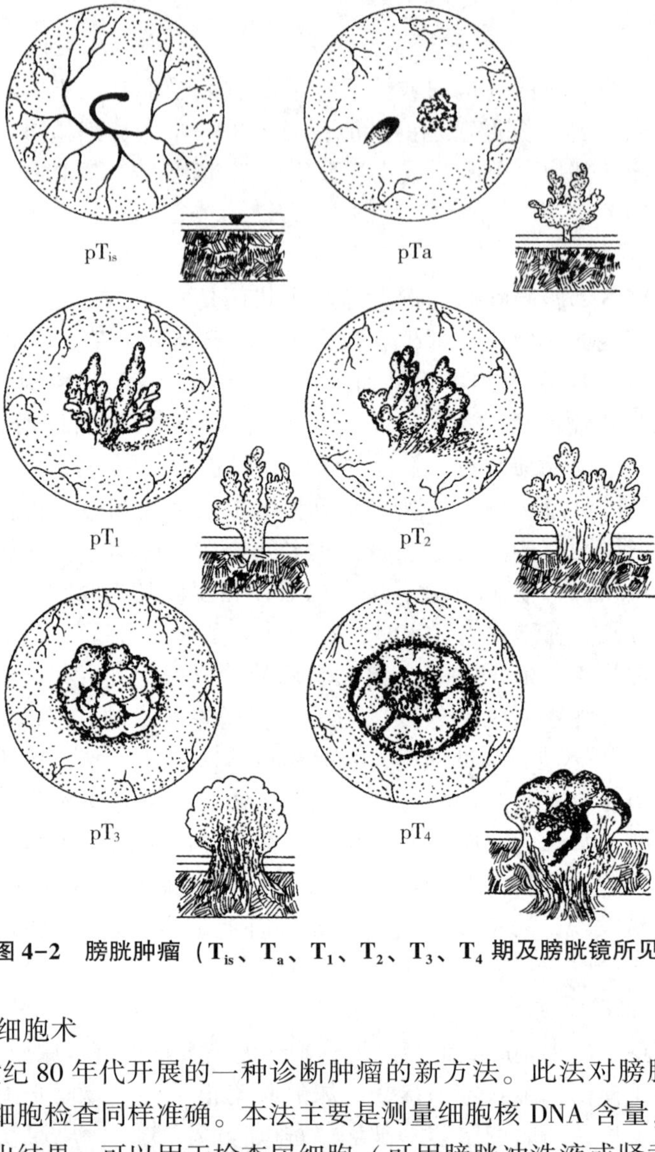

图 4-2　膀胱肿瘤（T_{is}、T_a、T_1、T_2、T_3、T_4 期及膀胱镜所见）

3. 流式细胞术

是 20 世纪 80 年代开展的一种诊断肿瘤的新方法。此法对膀胱癌的诊断与尿液的脱落细胞检查同样准确。本法主要是测量细胞核 DNA 含量，按其数据经电脑处理得出结果，可以用于检查尿细胞（可用膀胱冲洗液或肾盂冲洗液）及石蜡标本的回顾性研究。可以对肿瘤的发展情况、治疗效果和有无复发做连续观察。检查时用导尿管或 Ellick 膀胱排空器以 50mL 生理盐水用力冲洗膀胱，共 5～10 次。收集冲洗液中的上皮细胞，制备成混悬液。然后将细胞中的 DNA 及 RNA 染色，将染色的细胞以高速度通过石英管道，用蓝色激光束交叉照射此细胞行列，在激光下 DNA 产生绿色荧光而 RNA 产生红色荧光。用计算机分别记录每秒钟通过的绿色及红色细胞数量。正常人体各器官的细胞核 DNA 含量相同，表现为恒定的二倍体波型。在正常细胞向癌细胞转变或恶性度增长的过程中，DNA 含量增多，可出现近二倍体及二倍体以上的非整倍体。若用数字表示，则非整倍体超过 15%时为阳性。凡发现这些情况者，即可诊断为癌。用 FCM 诊断膀胱癌，阳性率最高者为原位癌。一般认为二倍体及近二倍体的膀胱肿瘤在存活及复发方面无明显差异，术后无瘤存活者多为二倍体及近二倍体肿瘤，而肿瘤复发转移或死亡多为非整倍体肿瘤。非整数倍体出现率增高提示肿瘤多有浸润性，恶性度高，易复发及转移，预后不良。流式细胞术对膀胱上皮细胞肿瘤的诊断优点是 DNA 含量的测定是一种定量检查，检查结果有客观数字可做比较。在手术、化疗或放疗后作定期随访，可判断疗效，了解肿瘤有无消退或复发。但 FCM 是一个费用昂贵的检查手段，尚难广泛采用，在严重尿路感染患者，常易产生假阳性。

4. 影像细胞分析术

是近期开展的新技术，该技术采用计算机控制的荧光显微镜，能连续自动对每一个细胞的细胞核进行扫描和成像，可以测每一个细胞的 DNA 含量，对早期诊断膀胱癌有实用价值。由于 ICM 能检测每一个细胞的 DNA 含量，因此，只需少量的细胞就足够了，而 FCM 却需要大量的细胞。FCM 和 ICM 的联合应用，起到相辅相成的作用，可提高膀胱癌早期诊断的准确率。

5. B 超

在国内经腹壁或经尿道作 B 型超声扫描已广泛应用于膀胱肿瘤的诊断，可发现直径 0.5cm 以上的肿瘤，并可了解肿瘤对膀胱壁浸润的深度。经尿道膀胱腔内 B 型超声扫描对膀胱浸润判断准确率可达 93%，但超声检查不能清晰地显示区域淋巴结是否肿大，对于体积较小的位于前壁的肿瘤容易漏诊。

6. CT 检查

主要应用于有浸润的膀胱癌，能较准确地了解膀胱肿瘤的浸润深度，更准确地分期。CT 扫描与病理检查分期结果符合率达 90%。CT 检查前在膀胱内充盈尿液或盐水，需要时可充盈造影剂后进行，CT 能清晰显示 1cm 左右的膀胱内肿瘤，可分辨出肌层、膀胱周围脂肪浸润及精囊有无浸润，显示肿瘤是否侵入直肠、前列腺等邻近器官，有无盆腔肿大的淋巴结。但 CT 不能判断肿大的淋巴结是否为转移引起，这需要结合其他临床情况综合考虑。CT 对憩室内癌和膀胱壁内癌诊断有特殊意义。

7. 磁共振成像（MRI）

在判断膀胱肿瘤分期时具有更多优点，可进行矢状和冠状断面成像，有助于诊断。尿为高强度信号而膀胱壁相对低强度。对膀胱穹隆部、底部容易和前列腺、尿道分辨。对膀胱顶部和底部的肿瘤采用矢状位和冠状位扫描，比 CT 更清楚地显示肿瘤的浸润深度和膀胱外淋巴结。MRI 对膀胱癌诊断的准确率为64%～95%，高于 CT 的准确率 40%～81%。

8. 静脉泌尿系造影

在膀胱肿瘤的诊断上是必需的，应作为膀胱癌的常规检查。主要目的是了解上尿路同时有无肿瘤、积水及肾功能情况。尿路上皮性肿瘤有多发性的特点，膀胱肿瘤同时伴有肾盂或输尿管肿瘤占 7.4%。若上尿路显影不清楚，则在做膀胱镜检时应做逆行性肾输尿管造影。静脉尿路造影在输尿管口周围有肿瘤的患者，必须获得同侧肾盂输尿管十分清晰的造影，以观察有无肿瘤。

9. 经足背淋巴造影

可显示肿大淋巴结的结构，对判断有无转移有帮助，但淋巴造影有时也很难分辨，且淋巴造影是很细致费时的检查方法，还没有在临床上推广。在 CT 指引下对肿大淋巴结作细针抽吸活检是一个可行的膀胱肿瘤分期方法，对决定治疗方案有帮助。淋巴造影及细针穿刺抽吸做细胞学检查对诊断盆腔淋巴结有无转移有一定价值，但发生假阴性的机会较多。

四、治疗

膀胱癌的生物学特性差异很大，治疗方法也很多，但基本的治疗方法仍为手术治疗，放疗、化疗和免疫治疗为辅。应根据不同患者的肿瘤分期分级和具体的全身状况选择治疗方案。

（一）表浅性膀胱癌

1. 经尿道电切或电灼术（TURBt 术）

大多数的患者能用此方法治疗，TURBt 一般适用于直径 2cm 左右的肿瘤，多发性肿瘤或较大的肿瘤可分次切除。当前 TURBt 在国内外普遍采用，效果优于膀胱部分切除术，几乎可以取代之。总的 5 年存活率为 70%～100%，有 10%～15%可发展为浸润性癌，需积极治疗。在非常小的肿瘤宜用活组织钳去除送病理组织学检查，一般不主张直接电灼，因为有时小的乳头样突起并非肿瘤，如电灼未作组织学检查，有可能进行不必要的每 3 个月复查膀胱镜，增加患者的负担。组织钳必须取其蒂部基底，去除肿瘤后局部电灼。在膀胱镜检查发现平的粉红色苔状斑块，应取活检，如证实为原位癌，可以电灼，但广泛原位癌应改为膀胱灌注抗癌药物或免疫治疗。

如术后复发（膀胱其他部位出现新的肿瘤）被早期发现，可反复进行经尿道电灼或电切，一般仍可获得良好结果。有 20%的复发肿瘤恶性程度有所增加。如乳头状肿瘤体积较大或数目较多或经内镜手术有困难时，可在耻骨上切开膀胱后行电灼或肿瘤局部切除术。

有人认为，T_1 期肿瘤在手术时尽管手术者认为已经完全切除肿瘤，其实经常未被完全切除。在德国，有约大于40%的 T_1 期膀胱癌患者在电切后6周，再次行电切术切除残留的肿瘤，因此可以解释为什么在电切术后立即行膀胱灌注对治疗有很大的帮助。

在TURBt后，随诊用膀胱镜和细胞学检查，每3个月1次，18~24个月后，每6个月1次，共2年，以后每年1次。有人认为频繁的随访没有必要，特别是低分化的浅表性膀胱肿瘤，但有研究表明浅表性膀胱癌切除术后随访2年和5年，分别仍有22%和43%的患者有肿瘤复发，而且复发的患者中，大多数都是原先低分化的膀胱癌。虽然有报道软性膀胱镜使小部分2mm或更小的肿瘤被遗漏，但一般认为随着经验的提高，软性和硬性膀胱镜的效果是差不多的，但软性膀胱镜在取一般膀胱冲洗液时较麻烦，需取出软镜后再插入导尿管取膀胱冲洗液做细胞检查。如果膀胱镜检查阴性，而膀胱冲洗液为阳性，则需进一步检查。如果细胞学检查发现严重的异形细胞，为分化低的乳头状肿瘤细胞，则有必要检查整个尿路，有选择性地进行膀胱黏膜活检。如果是高分化的膀胱癌，细胞学检查仍有用，因为通过术后几周的膀胱冲洗液细胞学检查，能了解肿瘤切除是否彻底。每次检查需相隔多久还有争议。如果有膀胱输尿管反流，分级高的表浅膀胱癌、原位癌或输尿管开口附近的肿瘤，发生输尿管后肾盂癌的可能性比较大。如果在第一次手术时，尿路造影未见异常，则不需要进行频繁的上尿路检查。

2. 全膀胱切除

全膀胱切除很少用于表浅性膀胱肿瘤的治疗，除非是有症状的、弥散的、不能切除的乳头状肿瘤，不能用膀胱内治疗的情况。在经过选择的患者中，全膀胱切除的生存率相当高。Bracker 等报道，T_0 和 T_1 期的膀胱癌在行全膀胱切除术后，生存率接近正常人的自然死亡率。Freeman 等人报道，对分级高且传统方法难治的膀胱癌患者行全膀胱切除术，5年生存率约为80%，死亡的大多是那些在手术时已有肌层浸润的膀胱癌患者。其实，在那些分级高，经常复发的表浅性肿瘤或原位癌，可能在行全膀胱切除术时，大约有1/3的患者实际上已有显微镜下的转移或肿瘤外侵的情况，约1/2的患者已有高分期的癌变（如肌肉浸润或更甚者），已经有膀胱外侵犯或远处的转移。

3. 膀胱灌注治疗

膀胱内的化疗或免疫治疗一般应用在那些有很高复发倾向的、复发性的肿瘤，以及分级高伴有尿道上皮不典型增生等情况。噻替哌和BCG是最便宜且有效的药物；阿霉素和 α 干扰素的价钱较贵；丝裂霉素最贵。BCG现在被认为是最有效的膀胱灌注药物，但合适的疗程和剂量仍有争议。患者如果用一种药物膀胱灌注失败，可以换一种药物有效地得到治疗。此外，还有其他许多实验性的药物用来治疗表浅的膀胱癌，通过生物机制作用包括溴匹立明、肿瘤坏死因子、TP40（TGF-α-假单胞菌外毒素合成物）、IL-2 等。

（1）噻替哌：噻替哌于 1960 年开始用于膀胱内化疗。是一种烷化剂，阻止核酸合成蛋白质。一般剂量是 1mg/mL，用 30mg 噻替哌溶于 30mL 生理盐水，通过导尿管注入膀胱，保持 2 小时。一般的治疗方案是每周 1 次，共 6～8 周，然后每月 1 次共 1 年。有报道噻替哌对未经其他治疗的膀胱肿瘤进行灌注化疗，约 35%的患者肿瘤完全消退，约 25%的患者肿瘤部分消退。噻替哌也用于在切除肉眼可见的肿瘤后膀胱内灌注，防止肿瘤复发。有研究膀胱癌患者术后 2 年随访有噻替哌膀胱灌注可使肿瘤的复发率从 73%下降到 47%，其中对分级低的肿瘤治疗效果最好，另有 16%的噻替哌治疗患者有肿瘤进一步浸润和转移。噻替哌对原位癌的治疗效果不佳。研究比较，患者在行 TURBt 术后分别接受 3 种药物，噻替哌 30mg 溶于 50mL 注射用水、阿霉素 50mg 溶于 50mL 注射用水和顺铂 50mg 溶于 50mL 注射用水，每周 1 次共 4 周，然后每月 1 次共 1 年。研究表明噻替哌比其他两种药作用时间更长久，顺铂的过敏性较小，阿霉素的化学性膀胱炎最常见。噻替哌由于分子量小，故容易通过尿路上皮吸收，有 15%～20%的患者发生骨髓抑制，故每次噻替哌治疗前应先检查血白细胞和血小板计数。

（2）丝裂霉素（MMC）：丝裂霉素是一种抗生素化疗药物，它的作用是抑制 DNA 的合成，分子量为 334，比噻替哌高，因此很少被尿路上皮吸收，大约只有 1%的膀胱内丝裂霉素被吸收。MMC 的治疗剂量一般为 40mg 溶于 40mL 生理盐水，每周 1 次，共 8 次，以后每月 1 次，共 1 年。MMC 对未治疗的膀胱肿瘤或噻替哌治疗无效的膀胱肿瘤有效。有人报道，约 40%的患者有肿瘤完全消退，约另有 40%的患者有肿瘤部分消退。MMC 的不良反应是10%～15%患者有化学性膀胱炎，从而引起膀胱痉挛；5%～15%的患者有膀胱壁钙化、生殖器皮肤疹。

（3）阿霉素：阿霉素是一种抗生素化疗药物，它的分子量为 580，故极少被尿路上皮吸收。治疗表浅性膀胱癌的剂量有各种各样，但至少要有 50mg 的阿霉素膀胱灌注。治疗方案有从每周 3 次到每月 1 次，约少于 50%的患者有肿瘤完全消退，33%的患者有肿瘤部分消退。在分级低和分级高的患者中，治疗效果无明显的差别。

在用于预防膀胱肿瘤复发的治疗中，阿霉素 60～90mg（1mg/1mL H_2O），从每 3 周 1 次到每 3 个月 1 次的方法都有。阿霉素的不良反应主要是化学性膀胱炎，在许多患者中的膀胱刺激症状表现很严重，一小部分患者发展成为永久性的膀胱挛缩。

（4）BCG：Morale 等人在 1976 年开始最早应用 BCG 膀胱灌注治疗膀胱肿瘤。BCG 膀胱内灌注的作用机制有人认为是一种炎症反应，亦有认为是一种非特异性免疫反应。

一般的临床应用指征是：①治疗 T_{is}。②防止肿瘤复发。③治疗残留的乳头状移行细胞癌。其中第三种情况由于大多数的肿瘤都能被完全切除而很少见。

BCG 现在有膀胱灌注、皮下注射及口服三种给药途径，试验证明这三种方法都是有效的，但目前看来皮下注射是没有必要的。肿瘤内注射 BCG 有时会引起严重的过敏反应和不良反应。

有试验证明，BCG 对防止肿瘤复发是有效的。在 TURBt 术后加用 BCG 组与单纯 TURBt 术组比较，随访 15 个月，使肿瘤复发率从 42%下降到 17%。研究表明，BCG 用来预防肿瘤复发，效果比噻替哌、阿霉素和丝裂霉素好，应用 BCG 的肿瘤复发率在 0～41%，平均 20%，而不用 BCG 组的肿瘤复发率在 40%～80%。

尽管 BCG 不能替代手术切除肿瘤，但 BCG 在不能手术切除膀胱肿瘤的患者中，有研究表明约 58%的患者有肿瘤完全消退。有人认为，应在手术后 10 天内尽早应用 BCG，但由于有出现严重并发症的危险性，故一般建议在术后至少 2 周后再应用 BCG 膀胱灌注治疗。

研究认为，BCG 是治疗膀胱原位癌最有效的药物，短期随访 1～2 年，用 BCG 治疗的患者中 70%的有肿瘤完全消退。尽管有超过 50%的患者最终仍然出现肿瘤复发，但 BCG 治疗失效的平均时间大于 3 年，而阿霉素治疗在 5 个月后即失效。

在第一个 6 周的 BCG 治疗失败后，原位癌进一步发展成为浸润性癌的可能性是乳头状癌的 4 倍，因此，在第一个 6 周的 BCG 治疗失败后，可再行第二个 6 周的 BCG 治疗，在第二个疗程治疗失败后，则需要改换手术等其他治疗。如果为分级低的表浅性肿瘤，可用 TURBt 术等方法；如为分级高的表浅性肿瘤，特别是复发的肿瘤，应考虑行全膀胱切除术。

尽管 BCG 灌注能预防和延缓肿瘤的复发，但是否能延缓向肌层浸润仍然有争议。

在 BCG 治疗疗程上仍有争议，但术后 BCG 每 3 周灌注一次共 3 个月，以后每 6 个月灌注一次共 3 年组与术后仅用一个 6 周的 BCG 灌注组比较，前者的肿瘤复发率要明显低于后者。

建议 BCG 的治疗剂量为 Amand-Frappier，120mg；Pasteur，150mg；Tice，50mg；Tokyo，40mg；Connaugh，120mg；Dutch，120mg。一般可用 BCG 120mg

溶于 50mL 生理盐水中，膀胱灌注每周 1 次共 6 次，以后每月 1 次共 2 年。BCG 膀胱灌注治疗的最主要不良反应是膀胱激惹症状，其他的不良反应还有排尿困难（91%）、尿频（90%）、血尿（46%）、发热（24%）、乏力（18%）、恶心（8%）、寒战（8%）、关节痛（2%）和皮肤发痒（1%），还有人出现肉芽肿性前列腺炎（6%），以上症状严重的患者需要抗结核治疗。

患者如果在 BCG 治疗后出现连续超过 48 小时的发热，且用退热药后无效，可用异烟肼 300mg/d 及维生素 B_6 50mg/d 口服。如果患者症状严重，时间长，则用异烟肼，维生素 B_6 及利福平 600mg/d。如果患者情况很差，则需加用乙胺丁醇 1 200mg/d 和环丝氨酸 250～500mg，一天三次治疗。目前皮质醇激素尚未用于人的试验。一般认为，治疗 6 周就足够了，但谨慎起见，建议用 6 个月的疗程。

BCG 对有膀胱输尿管反流的患者也可应用，未见有明显增加并发症。但 BCG 不能用于有免疫抑制，有导尿管插入损伤的患者。有心瓣膜疾病及关节假体的患者也不是 BCG 应用的禁忌证，但是在进行尿道操作后，应预防性应用一些抗生素防止细菌性心内膜炎和其他类似的感染。

（5）表柔比星：表柔比星是一种阿霉素的衍生物，毒性减少，在Ⅰ、Ⅱ期的研究中，Kurth 等用不同剂量的表柔比星进行 8 周的膀胱灌注，22 人中有 13 人（54%）肿瘤完全消退，平均随访 35 个月，13 人中仅 8 人没有肿瘤复发而存活，大约有 13%的患者有持续的无瘤状态，18%的患者肿瘤有进展。表柔比星的不良反应是引起化学性膀胱炎（略高于 5%）和过敏性反应（极少），它的药物作用持续时间要比阿霉素长。表柔比星在美国没有得到应用。

（6）依托格鲁：依托格鲁在美国没有应用，而在欧洲却应用广泛。它是一种类似于噻替哌的烷化物，不容易被尿路上皮吸收，引起骨髓抑制比噻替哌小。1%的依托格鲁每周一次，共 12 周，以后每月 1 次。有 45%的患者有肿瘤完全消退，35%的患者有肿瘤部分消退。一个随机试验表明电切后再用依托格鲁，比单纯用经尿道电切或原发的膀胱肿瘤电切后再用阿霉素来预防肿瘤复发的效果要好。但对那些复发的表浅性膀胱癌效果一般。依托格鲁还可用于治疗上尿路表浅性肿瘤。依托格鲁引起的化学性膀胱炎比噻替哌严重。

（7）干扰素（IFN）：干扰素有抑制瘤细胞增生、抑制血管生成和免疫刺激的特性，一般可用 IFN-γ 和 IFN-α 2b。用 IFN-γ 治疗未经切除的膀胱乳头状癌，有 25%的患者肿瘤完全消退，但只有 12%的患者维持了无瘤状态。在治疗原位癌时，约有 33%的患者出现肿瘤完全消退，只有 16%的患者维持无瘤状态。IFN-α 2b 用来治疗 T_{is} 的研究中，用低剂量（10 万 U）和高剂量（100 万 U）的 IFN-α 2b 每周 1 次，共 12 周，然后每月 1 次，共 1 年。高剂量组有 43%的患者有肿瘤完全消退，而低剂量组仅有5%的患者有肿瘤完全消退。在9例BCG治疗无效的患者中，有2例出现肿瘤的完全消退。90%的治疗有效的患者中，保持无瘤状态至少6个月。与其他的干扰素治疗相比较，IFN-α 2b的不良反应最小，IFN-α 2b在那些以前没有膀胱灌注治疗的患者中有效率为67%，在曾经膀胱灌注失败患者中的有效率为30%。在TURBt术后，作为预防肿瘤复发的用药IFN的作用比BCG要差。

（8）肿瘤坏死因子（TNF）：TNF用来膀胱灌注，每周1次共11次，毒性作用即使在高剂量时也很小，少数患者会出现发热样症状。在9例已行TURBt术的患者，8个人出现肿瘤完全消退，维持3~6个月，但在7~35个月后都复发了，但这个组中的患者大多是经常复发的，故长期随访后的肿瘤复发也不足为奇。

（9）白介素-2（IL-2）：6例患者接受4 000U的IL-2的肿瘤内注射，有3例有完全的肿瘤消退。另一个试验，在4例$T_4N_xM_x$无法手术的膀胱癌患者，连续地膀胱内灌注IL-2共5天，然后每4~12周重复一次，有1例肿瘤完全消退，且在治疗后6个月一直保持肿瘤无复发。

4. 光动力学治疗

血卟啉衍生物是一种卟啉的混合体，主要聚集在新生肿瘤组织中，用630nm波长的光束来照射这些组织。HpD治疗加上氪离子激光照射，研究表明对表浅性膀胱肿瘤有效，而对大的或浸润性肿瘤无效。HpD治疗的不良反应包括全身皮肤过敏，因此需要患者在治疗后避光6~8周。此外，在许多患者，出现强烈的膀胱刺激症状，持续10~12周，大于20%的患者出现膀胱痉挛，减少光暴露或许可以减少或消除膀胱痉挛。

5. 激光疗法

许多激光已被用于治疗膀胱肿瘤。Smith和Pixon用氩激光治疗膀胱肿瘤，激光能量被血管组织有选择地吸收。氩激光仅提供1mm的穿透度，因此安全但只能治疗小肿瘤。Nd-YAG激光的穿透深度为4~15mm，能破坏较大的肿瘤，但安全性下降。现在Nd-YAG激光已被临床应用。在那些身体条件太差而不能耐受手术者或拒绝手术的浸润性膀胱肿瘤患者可以用激光治疗，如果肿瘤不是太大，Nd-YAG激光可以有效地控制肿瘤。理论上，激光治疗很具有吸引力，因为它只需局部麻醉下膀胱镜进行操作，没有出血或闭孔肌反射。最主要的缺点是只能得到少量的肿瘤组织进行病理。目前，激光治疗还没有被广泛地应用。

6. 加压治疗

加压治疗最初是由Helmstein首先用来治疗膀胱肿瘤的。膀胱癌的加压疗法是利用肿瘤组织较正常膀胱组织容易受到缺血损害的原理，通过导尿管向膀胱内直接注入生理盐水，膀胱颈部用气囊导尿管压迫以阻止生理盐水外流，或在硬膜外麻醉下将带囊导尿管插入膀胱后将生理盐水注入囊中，调节压力使膀胱壁所受压力相当于患者的舒张期血压，但不应超过 9.8kPa（100cmH_2O），维持 5~7 小时。如一次不能使肿瘤全部坏死，可间隔 1~2 周后重复进行。最大的并发症是膀胱穿孔。加压治疗也被用于难治性的放疗后膀胱出血，但这种方法已经基本上被弃用了。

7. 放疗

放疗一般不用来治疗表浅性的膀胱肿瘤，它不能防止新肿瘤的形成，并且有相当多的并发症，特别是放射性膀胱炎，故一般没有必要使用放疗。尽管如此，但仍然有许多膀胱肿瘤放疗的报道。有人用组织内放疗的方法治疗表浅性的膀胱肿瘤，如^{125}I的组织内放疗、用镭放在导尿管内的腔内放疗、术中放疗和传统的体外放疗等。有研究表明以上的放疗有效，对分级高的 T_1 期肿瘤，可用 50Gy 的小剂量外照射盆腔（一般用 67~70Gy 的剂量治疗浸润性膀胱肿瘤）。但有些研究认为放疗无明显效果。因此，对没有肌层浸润的膀胱肿瘤没有必要行任何形式的放疗。

8. 其他治疗方法

（1）溴匹立明：溴匹立明是一种口服的干扰素诱导剂。在Ⅰ期的临床治疗中，证实这种药是可以耐受的，在 11 例 T_{is}患者中，有 5 例肿瘤完全消退，1 例部分肿瘤消退。在 5 例肿瘤完全消退的患者中，只有 1 例出现复发（治疗后随访 12 个月后发现），其余的 T_{is}患者以前曾用 BCG 或 IFN 治疗失败，因此认为，溴匹立明是对 BCG 治疗失败后的有效的药物。

（2）TP40：是一种 TGF-α-假单胞菌外毒素杂交融合蛋白。通过 EGF 受体进入细胞，在融入细胞进入细胞质后，主要通过抑制蛋白合成杀伤靶细胞。表浅性膀胱肿瘤患者膀胱灌注各种剂量（0.5~9.6mg）的 TP40，在 9 个 T_{is}患者中有 8 例肿瘤完全或部分消退。TP40 在表浅肿瘤中没有明显作用，而在 T_{is}患者有效，可能是由于 TP40 以现有的形式不能穿透一些尿路上皮细胞层。值得指出的是，这些患者以前均经过各种治疗，有些患者曾用 BCG 治疗失败。

（3）大剂量维生素：Lamm 等用大剂量维生素，140 000U 的维生素 A、100mg 的维生素 B_6、2 000mg的维生素 C、400U 的维生素 E、90mg 的 Zn（锌）与推荐的每日必需的这些维生素剂量（RDA）比较，两组患者并同时接受 BCG 治疗，在大剂量维生素组与 RDA 组比较，其 5 年的复发率从 91%下降到 41%。但大剂量维生素的治疗还需进一步的研究。

（二）浸润性膀胱癌

有两种最基本的手术方式即保留膀胱和膀胱重建。保留膀胱的目的是根治肿瘤并维持足够的膀胱功能。膀胱浸润性癌的治疗，如为局限病灶，可行膀胱部分切除术，否则应考虑膀胱全切除术，必要时尚需配合放射治疗和全身化学治疗。

1. TURBt

TURBt 单独应用对浸润性膀胱癌是不够的，除非是只轻度浸润到肌层的表浅膀胱癌（T_2 期）。TURBt 对那些肿瘤小、中等分化、只有表浅肌层浸润（T_2 期）和那些不适合膀胱切除的患者可作为首选。Baltnes 等人报道有膀胱肌层浸润但未穿透膀胱壁的患者，单独用 TURBt 术 5 年生存率为 40%，目前研究支持这一结论。有报道经过准确挑选有肌层浸润膀胱肿瘤患者在 TURBt 术后，尽管有局部复发，经过重复 TURBt 和 BCG 灌注，仍有良好的生存率。

2. 膀胱部分切除术

适应证：①单个局限浸润性癌但没有原位癌迹象。②距膀胱颈 3cm 以上。③TUR不易切除部位的肿瘤。④憩室内癌。禁忌证：①复发。②多发。③原位癌。④女性侵及膀胱颈。⑤男性侵及前列腺。⑥曾作放射治疗。⑦膀胱容量太小。

切除范围应为膀胱的全层并包括离肿瘤边缘 2cm 的正常膀胱壁。如输尿管口离肿瘤边缘不到 2cm，部分切除术应包括输尿管口及输尿管末段，输尿管断端与膀胱再行吻合。在男性，需要时膀胱颈部也可切除；在女性，膀胱颈部切除过多会引起压力性尿失禁。

膀胱部分切除术应在术中不断用蒸馏水冲洗伤口以免肿瘤细胞种植。由于膀胱部分切除可保留膀胱，手术安全，故能为患者所接受，但术后应定期随访。

3. 膀胱全切除术

膀胱全切除术是切除整个膀胱，在男性尚应包括前列腺和精囊，同时行尿路改道手术。适应证：①多发膀胱癌且有浸润者。②位于膀胱颈、三角区的较大浸润性癌。③肿瘤无明显边界者。④复发频繁的肿瘤。⑤肿瘤体积大，部分切除膀胱后其容量过小时。⑥边界不清或伴发原位癌的肿瘤。

全膀胱切除术的范围在男性应包括前列腺和精囊，在切除前或切除后行尿流改道。膀胱全切除术的适应证是有争议的，有宽有严，但以上是比较广泛且能接受的适应证。倾向于指征宽者认为反复采用保守的治疗方法以保留膀胱，发生肿瘤播散的机会较多，还是及早一次彻底解决为好。倾向于指征较严者认为全膀胱切除后病员在生活上带来很多不便，且术后有时可发生上尿路感染、积水等并发症，如采用保守疗法后复发频繁、效果不佳或病情发展时再行全膀胱切除术。膀胱全切除术是大手术，创伤大、出血多，且需尿流改道，对患者生理、生活和工作都有较大影响。

4. 根治性膀胱切除术

其手术指征与全膀胱切除术相同。范围包括膀胱、前列腺、膀胱周围脂肪、盆腔淋巴结。在男性，如果肿瘤侵入前列腺尿道、前列腺管或基质时，则应加上全尿道切除。如果肿瘤未侵入前列腺，根治性膀胱切除术后只有5%的患者出现尿道内复发，因此没有必要行全尿道切除。

在女性，浸润性膀胱的标准手术为：前盆腔的切除及广泛的膀胱、尿道和子宫、输卵管、卵巢和阴道前壁切除。尽管术后阴道容积变小，但术后大多数患者的性生活不受影响。尽管在离膀胱颈部大于2cm的单个肿瘤可以不行尿道切除，但常规对膀胱颈部或三角区的肿瘤切除尿道。如果找到肿瘤输尿管要尽量向头侧横断，以达到无瘤。切片阳性的患者复发率高于阴性者。少数情况下，整个长度的双侧上尿道都有严重的不典型增生或原位癌，可能不能切到没有肿瘤的切缘，需要去除整个受影响的肾脏或进行输尿管小肠吻合。Liker等报道在切除有严重不典型增生或T_{is}的患者中，肿瘤复发率极低。

根治性手术对于浸润性膀胱肿瘤患者来说是最有效的方法，术后复发率为10%~20%，比单纯化疗、单纯放疗及化疗联合放疗的盆腔复发率50%~70%要低得多。在肿瘤局限于膀胱内时（P_2，P_{3a}期），5年生存率为65%~82%，而P_{3b}期的5年生存率为37%~61%。随着有可控的尿道改流的完善等，使膀胱重建手术更具有吸引力。现在，根治术后的病死率已从20%下降至0.5%~1%。

早期并发症的发生率约为25%。最常见的有伤口感染（10%）、肠梗阻（10%）、出血、血栓性静脉炎、静脉栓塞和心肺的并发症，约4%的患者有直肠的损伤。一般来说，直肠的损伤很小，粪便的污染小，如果患者没有行过放疗，可以一期缝合直肠，两侧的外括约肌使直肠内形成低压，伤口可以一期愈合。在其他的情况下，则需行结肠造瘘术。

在一小部分有显微镜下淋巴结转移的患者（N_1或N_2），根治性膀胱切除加盆腔淋巴结清扫术可使5年生存率提高，约为30%。但也有人认为淋巴结清扫术只能明确膀胱癌的分期，对提高治愈率的作用不大。

大多数在膀胱切除术后死亡是由于肿瘤转移。实际上，由于相对较低的盆腔复发率和所有盆腔复发肿瘤的患者同时或马上出现远处转移，因此术前放疗并不比单独手术的效果好。由于远处转移引起治疗失败，因此有人认为膀胱切除加术前或术后的辅助性化疗很重要。在那些保留尿道的尿流改道患者，术后进行尿脱落细胞和尿道镜的检查很重要。

5. 放疗

体外放射治疗膀胱癌，放射剂量为70Gy，共7周，照射盆腔。目前没有证实盆腔照射能控制淋巴结转移。放疗治疗浸润性膀胱癌，5年生存率T_1期约

35%，T_2 期约 35%，T_{3a}期为 20%，T_{3b}期为 7%。尽管分化越差的肿瘤治疗效果差，但实际上在肿瘤分级和放疗效果上并没有明显关联。直线加速器是治疗膀胱癌一种很有前途的方法，它能使细胞的 DNA 在被照射后，避免 DNA 重新修复和细胞增生，而在标准放疗后肿瘤却能产生抵抗并使肿瘤快速增生。在一些研究中，患者有深的肌层浸润，放疗后 24 个月的肿瘤消退率为 56%，生存率为 35%。

临床上已用快速中子治疗膀胱癌，来提高单独光子治疗的效果，从中子的生物学特性来说，理论上效果应是光子的 3 倍，但实际治疗效果并不一致。临床实验表明中子治疗膀胱癌的效果并不比光子要明显强，却有很高的一系列肠的并发症，增高病死率。Misonidazole（米索硝唑）被认为是一种能增加膀胱癌放疗效果的致敏剂，但有很高的神经毒性，顺铂和 5-Fu 也被认为是有潜力的致敏剂，但放疗致敏剂没有广泛应用。放疗后约有 70%的患者有自限性并发症，包括排尿困难、尿频等，严重的有 10%的患者出现持续性的并发症。一个麻烦的并发症是难治性放射性膀胱炎，有时需要膀胱内灌注明矾或甲醛甚至姑息性膀胱切除术。标准的放疗并发症要比中子治疗或高剂量放疗少。

6. 化疗

化疗不仅能缩小局部的晚期肿瘤，还能消灭淋巴结和远处转移的肿瘤。现阶段认为治疗膀胱移行细胞癌比较有效的化疗药物有氨甲蝶呤（MTX）、长春碱（VLB）、阿霉素（ADM）、顺铂（DDP）、卡铂、环磷酰胺（CTX）等。几种药物的联合使用有时可使肿瘤长时间的完全消退。化疗是综合治疗的一部分，因为在第一次诊断时已有微转移，而微转移在肿瘤较小时治疗最佳，所以在膀胱切除前化疗使膀胱肿瘤降级，增加生存率。顺铂可作为放疗致敏剂，放疗前行化疗可以减少放疗引起的血管硬化，促进药物进入肿瘤血管。

临床用 3~4 种化疗药物联合使用。有 CMV 方案和 MVAC 方案，作为治疗转移性膀胱癌的标准方案已有十多年了。试验表明，联合药物方案化疗，有 57%~70%的患者肿瘤有消退，30%~50%的患者肿瘤完全消退。MVAC 化疗有毒性作用，有约 4%的与药物有关的病死率，多是由于脓毒血症引起。

Skinner 等人用顺铂（DDP）100mg/m^2、阿霉素 60mg/m^2、环磷酰胺（CTX）600mg/m^2（CISCA 方案）治疗膀胱癌患者，每 28 天重复 1 次，共 4 个周期，在膀胱切除术后化疗，患者肿瘤浸润的时间延长到平均 4.3 年，与手术后只对有肿瘤浸润的患者行化疗的对照组的平均 2.4 年进一步浸润的时间相比，要明显延长。CISCA 方案化疗的患者 3 年无瘤生存率为 70%，而对照组仅为 46%。

Stockle 等人对 P_{3b}，P_4，N_1 或 N_2 的移行细胞癌行膀胱切除和盆腔淋巴结清扫术，至少随访 3 年，单纯手术患者的无瘤生存率为 13%，而手术后行 MAVC 或 MVEC（用表柔比星代替阿霉素）的无瘤生存率为 58%，这在 N_1 期的患者中表现最为明显，手术后化疗的患者 75%的 3 年随访无肿瘤复发，而单纯手术的患者只有 25%的无肿瘤复发。

有研究为提高 MVAC 的治疗效果，加用白细胞生长因子如粒细胞集落刺激因子（G-CSF），可以减少化疗引起的白细胞减少导致的相关的毒性作用。试验证明此方法是有效的，62%的膀胱肿瘤消退，较单纯 MVAC 化疗要高，与化疗药物有关的病死率有下降，但生存率却没有明显的提高。

如果晚期的有转移的膀胱癌患者不能用顺铂（大多由于肾功能障碍引起），患者不能接受 MVAC 或 CMV 方案，一般都用卡铂代替顺铂作为正规的治疗方法。

（1）顺铂：是重金属抗癌药，部分作用为烷化剂，抑制 DNA 复制，可与 DNA 链相交，产生细胞毒作用。无周期特异性。顺铂治疗剂量为 1.0～1.6mg/kg，每 3 周 1 次，膀胱癌治疗的效果在 2～3 次后，肿瘤消退可持续 5～7 个月，有效率约 40%。其主要不良反应为肾毒性和恶心、呕吐，必须同时水化，应用利尿药，并给予甲氧氯普胺等止吐药物。还可有神经毒性和低镁血症等。

（2）卡铂：作用与顺铂相似，但对肾毒性很小，可不进行水化和利尿。对骨髓毒性超过顺铂。

氨甲蝶呤：为叶酸拮抗剂，口服亦可迅速吸收，静脉注射应小于 $40mg/m^2$，使用时应碱化尿液。一般用药每 2 周 1 次，膀胱癌治疗经 2～3 周即有效果，持续 6 个月左右，有效率 28%。其毒性反应为骨髓抑制、贫血等。

（3）长春碱：是一种植物碱，其治疗膀胱癌的报告较少，近年与其他化疗药物合用，疗效近似阿霉素。主要毒性反应为骨髓抑制和周围神经损害。

（4）环磷酰胺：是烷化剂，膀胱癌治疗有效率 27%。该药可引起膀胱纤维化、出血等。亦有环磷酰胺可能是膀胱癌致癌物的报道。近年改变其结构如异环磷酰胺等，对尿路上皮刺激较小。

（5）异环磷酰胺：用于单独或与其他药物联合使用。有试验表明，在 55 个以前曾治疗过的难治性膀胱癌患者中，有约 20%的有肿瘤消退，其中 5 例的肿瘤完全消退，6 例有肿瘤部分消退。

（6）紫杉醇：是一种抗微管的药物，对非神经源性的肿瘤均有效。Roth 等人用紫杉醇 $250mg/m^2$，24 小时连续静脉滴注，每 3 周 1 次，治疗 26 个转移性移行上皮癌患者，有 7 例肿瘤完全消退，4 例肿瘤部分消退，共有 42%的治疗有效率。主要的毒性是粒细胞减少性发热、黏膜炎和神经症状。

（7）硝酸镓：是一种重金属，与卡铂和顺铂相似。不良反应为低钙血症、低镁血症，在大多数的患者中发生。

（8）VIG（长春碱、异环磷酰胺与硝酸镓联合用药）方案：VIG 方案治疗 27 个以前虽然没有接收系统治疗，但接收过辅助性治疗的膀胱癌患者，67%治疗有效，其中 41%的有肿瘤完全消退，26%的有肿瘤部分消退。因此认为 VIG 对以前其他化疗失败的膀胱癌患者是有效的。但不能代替 MVAC 和 CMV 方案作为标准化疗方案（表 4-3）。

表 4-3 MVAC 治疗方案

	第 1 天	第 2 天	第 15 天	第 22 天
氨甲蝶呤（M）	$30mg/m^2$		$30mg/m^2$	$30mg/m^2$
长春碱（V）		$3mg/m^2$	$3mg/m^2$	$3mg/m^2$
阿霉素（A）		$30mg/m^2$		
顺铂（C）		$70mg/m^2$		

7. 动脉内化疗

通过两侧的股动脉插管后灌注化疗药物，其原理是想让化疗药物高浓度地到达肿瘤本身及局部淋巴结。常用的药物有顺铂和阿霉素。在两个不同的实验中，Ethan 等发现经顺铂动脉灌注和放疗后，2 年生存率为 90%，Samiyoshi 等发现动脉内阿霉素化疗和放疗后有 72%的存活率。一般治疗方法是在第一个 48 小时治疗后，每隔 4 周化疗 1 次，共 4 个周期。在动脉内顺铂的基础化疗加膀胱切除术，效果相当好。

（三）晚期膀胱癌的治疗

晚期膀胱肿瘤的治疗主要是缓解骨转移引起的骨痛，以及膀胱出血的控制等。

1. 姑息性放疗

对有转移的膀胱肿瘤患者行 30~35Gy 的体外放疗，能暂时缓解骨痛。建议对包括承重骨骼在内的小的有症状的骨转移病灶进行放疗，比如脊柱和股骨颈。40~45Gy 的放疗剂量用来控制原发肿瘤的症状，但此剂量的放疗也能加重由原发肿瘤产生的症状，如尿频、尿急、排尿困难和血尿等。

2. 膀胱内明矾或甲醛灌注

1%的明矾溶液膀胱灌注对治疗放射性膀胱炎引起的血尿有效。在行膀胱持续灌注时不需要麻醉，患者一般很容易接受。在膀胱疼痛和膀胱激惹时可以间断滴注明矾溶液。不良反应是肾功能会有损害。

1%~10%的甲醛溶液膀胱灌注，也用于控制晚期膀胱肿瘤或放射性膀胱炎引起的出血。由于会引起膀胱激惹，需要局部麻醉或全身麻醉。由于 10%的甲醛溶液会引起输尿管开口的纤维化和梗阻，故需在开始的时候用1%的浓度，再改用4%的浓度，最后改用10%的浓度膀胱灌注。

在福尔马林膀胱灌注前，应先行膀胱逆行造影，了解是否存在膀胱输尿管反流，如果有膀胱输尿管反流，应在双侧的输尿管中插入 Fogarty 导管，并且采取头高脚低位，以防止上尿路受到福尔马林的损伤。甲醛在膀胱内一般留置 5~30 分钟。

3. 高压氧治疗

高压氧可用于治疗多种疾病，比如膀胱癌引起的出血性膀胱炎的治疗，一般需要治疗 30~60 天。如果膀胱出血是由于膀胱癌本身引起的，由于肿瘤发展快，特别是那些有肿瘤转移的患者，存活时间短，所以高压氧对此类患者的治疗效果不佳。

在放射性膀胱炎患者中，如果尿脱落细胞、膀胱镜检查和病理活检都未发现有肿瘤，但却有严重的血尿，其他方法止血无效时。可用高压氧治疗，在治疗时，需了解肿瘤是否有复发。

4. 姑息性动脉栓塞和姑息性的膀胱切除

膀胱癌和放射性膀胱炎很少会引起威胁生命的大出血，如果出现这种情况，在电灼、激光和膀胱内明矾及福尔马林溶液灌注都止血无效时，可采用经皮股动脉穿刺下腹部动脉栓塞，如果动脉栓塞也失败，最后可采用姑息性膀胱切除来止血。

（四）预后

在浸润性膀胱癌中，肿瘤的分级和浸润深度是预测淋巴结转移情况最重要的因素。有研究表明，有时在没有淋巴结转移的情况下也可能出现远处转移。

（1）副肿瘤综合征，包括高钙血症、嗜酸细胞增多症、类白血病反应等，如果在有转移的膀胱癌患者中出现提示预后极差。

（2）P53 表达和其他分子标记与预后的关系。由肿瘤抑制基因 P53 编码的蛋白控制细胞周期从 G_1 期到 S 期，通过调节转录，影响和引导 DNA 受损的细胞凋亡。在大多数的情况下，P53 蛋白的变异体在细胞核中稳定存在，可用免疫组化的方法测出。一些研究表明，在表浅性和浸润性膀胱肿瘤中，如果有细胞核中的。P53 积聚，提示治疗的效果较差，预后差。在 243 例患者中，行膀胱切除（许多人曾有术前放疗、辅助性化疗或两者都有），测出 P53 蛋白阳性（定义为至少 10%细胞核中测出有 P53 蛋白）的 5 年生存率为 24%，复发率为 76%。而细胞核中 P53 阴性的膀胱癌患者 5 年生存率为 67%，肿瘤复发率为 27%，但目前在临床上尚未广泛应用。

3. EGF（上皮生长因子）受体　是另一种分子标志物，在浸润性膀胱癌患者中，如果测出 EGF 受体阳性，提示预后很差。由于目前的 EGF 受体测定都是在冰冻切片时做的，一旦用福尔马林固定后，EGF 抗原是否还存在目前还不明确，因此，EGF 受体的测定也没有作为膀胱癌预后的常规评价方法。

第二节　尿道肿瘤

尿道肿瘤多为上皮细胞来源，少数来自结缔组织。尿道肿瘤在泌尿系统肿瘤中发病率较低。尿道内良性肿瘤有息肉、纤维瘤、血管瘤和乳头状肿瘤等。恶性肿瘤包括癌和黑色素瘤等。由于男性尿道与女性尿道的差别，肿瘤发生和治疗略有不同，故予以分别叙述。

一、女性尿道肿瘤

女性尿道肿瘤虽然少见，但发病率明显高于男性，患者多大于 50 岁，尿道肉阜、息肉、腺瘤以及慢性炎症刺激，均与恶性肿瘤的发生相关。

（一）病理

女性尿道肿瘤最常见的是鳞状细胞癌，占总数的 80%，好发于后尿道；其次是移行细胞癌，约占 20%；腺癌的比例约为 10%。一般来说，前尿道肿瘤分化较好，侵袭性低；而后尿道和全尿道肿瘤，多分化较差，侵袭性强。

肿瘤转移多为局部浸润和淋巴转移，血行转移较为少见。

（1）局部浸润。肿瘤多沿尿道侵及膀胱颈和外阴，并向内侵及阴道。范围广泛肿瘤与原发于阴道或外阴的肿瘤鉴别十分困难。

（2）淋巴转移。前尿道肿瘤多首先转移至腹股沟浅淋巴结，然后转移至腹股沟深淋巴结。后尿道肿瘤则首先引流至髂外淋巴结、髂内淋巴结和闭孔淋巴结。

（二）临床表现和诊断

多数患者早期并无症状和体征。患者常因尿频、尿痛而就诊，但初期多被以尿路感染治疗，而在尿道出血或尿道脓性分泌物出现后，才经查体确诊尿道肿瘤。盆腔体检是发现肿瘤的主要手段，而膀胱尿道镜和病理活检测是确定肿瘤性质和侵袭范围的主要检查。

许多患者确诊时即可发现腹股沟淋巴结肿大，少数患者在发现淋巴结转移后，才在寻找原发癌过程中得到确诊。盆腔 CT 可提供肿瘤浸润情况和盆腔淋巴结转移情况。

（三）治疗

手术治疗是治疗尿道肿瘤的主要方法，术后放射治疗有利于肿瘤复发的控制。

前尿道肿瘤多可行尿道部分切除术，手术中应注意对近侧尿道残缘进行冰冻病理检查，确定无肿瘤残留。前尿道肿瘤多分化良好、侵袭性差，保留足够的后尿道多无尿失禁发生。后尿道肿瘤或已侵及全尿道的肿瘤则需行根治性全尿道切除术。

二、男性尿道肿瘤

男性尿道肿瘤十分少见，长期慢性炎症刺激是肿瘤重要原因。肿瘤最常见的部位是尿道球部。

（一）病理

男性尿道较长，后尿道的前列腺尿道部，表面为移行上皮，好发移行上皮癌，性质与膀胱癌一致，疾病发生与膀胱癌密切相关。移行细胞癌占尿道肿瘤的 10%。球膜部尿道是男性尿道肿瘤的好发部位，占尿道肿瘤的 60%，球部尿道为柱状上皮，易发鳞状上皮细胞癌；远端尿道同样易发鳞状上皮细胞癌，占总数 30%左右。肿瘤转移以直接扩散和淋巴转移为主。

直接播散：阴茎部肿瘤可直接扩散尿道周围组织和阴茎海绵体。球部尿道肿瘤可扩散至尿生殖膈、前列腺、会阴和阴囊皮肤。

淋巴转移：前尿道肿瘤多首先转移至腹股沟浅淋巴结，然后转移至深淋巴结，偶尔转移至髂外淋巴结。后尿道肿瘤肿则直接转移至闭孔淋巴结和髂内淋巴结。

（二）临床表现

（1）尿道梗阻症状。多数尿道肿瘤尤其是球部尿道肿瘤，首先表现为尿道狭窄所致尿道梗阻症状，如尿线变细，排尿费力。上述表现与良性尿道狭窄并无差别，容易引起误诊。而在肿瘤破溃后引起尿道口有血性分泌物排出后才引起注意。

（2）尿道肿物。阴茎部肿物可被患者自行发现而就诊，大多质硬，形状不规则。

（三）诊断

（1）尿道造影和尿道镜检查。尿道造影和尿道镜检查可以明确病变的位置，尿道镜更可直接了解病变的性状，同时进行经尿道肿物活检，还可以在术前提供病理学依据。

（2）细胞学检查。对新鲜初段尿液或尿道冲洗液进行细胞涂片检查，亦有利于肿瘤的发现和定性，但因无法定位，多应用在残端尿道肿瘤诊断方面。

（3）CT、MRI 检查。有利于了解球膜部尿道肿瘤的浸润深度，并可确定盆腔淋巴结转移情况。

（四）治疗

（1）远端阴茎部尿道肿瘤。可采用经尿道肿瘤切除，肿瘤切除、尿道部分切除术，侵及海绵体者可行阴茎切除术。切除时切缘应距肿瘤 2cm 以上，并行冰冻切片证实残端无肿瘤细胞侵及。腹股沟淋巴结清扫术仅在腹股沟淋巴结活检阳性时进行，预防性淋巴结清扫并无必要。

（2）前列腺部尿道肿瘤。前列腺部尿道肿瘤多在膀胱出现膀胱移行细胞癌后出现。治疗需同膀胱情况同时考虑，多数可行经尿道肿瘤电切术，而如膀胱颈多发肿瘤并发前列腺尿道肿瘤，则需进行根治性全膀胱切除术。

（3）球膜部尿道肿瘤。球膜部尿道肿瘤发现时多已属晚期，除了部分病灶局限的可以行受累尿道切除再吻合术，大多需要行根治性切除术（包括前列腺、膀胱和精囊），并行尿道改道手术。同时还需行腹股沟和盆腔淋巴结清扫术。

第三节　阴茎肿瘤

一、概述

阴茎部位可发生的肿瘤有良恶性之分，一般良性肿瘤少见，如血管瘤、纤维瘤、神经瘤、阴茎角、乳头状瘤等，多数病因不清，常可通过局部切除治愈，最后病理明确诊断。阴茎恶性肿瘤最常见的是阴茎癌，多数为鳞状细胞癌，其他如基底细胞癌和腺癌少见。阴茎黑色素瘤及阴茎肉瘤极为少见。

二、临床表现

（1）见于 40~60 岁有包皮过长或包茎患者。

（2）肿瘤常发生于患者的包皮内板、龟头、冠状沟，起初表现为丘疹或疣状，晚期为菜花状。病变可呈乳头状或浸润性生长，表面可形成溃疡。并发感染肿瘤可坏死，分泌恶臭液体。

（3）腹股沟肿大的淋巴结并非一定为转移肿大的淋巴结，尤其并发感染者，这时肿大的淋巴结常有压痛，一般在给予 2~6 周的抗生素治疗后肿大的淋巴结变小，无压痛。有时感染和转移同时存在，必要时必须行双侧腹股沟淋巴结活检。

三、诊断

（一）辅助检查

（1）阴茎癌与梅毒和软下疳、尖锐湿疣及结核有时难以区别，应做相关的血清学检查和局部涂片检查病原体。

（2）怀疑有远处转移者，一定要作盆腔 CT 或 B 超检查，必要时行淋巴造影，全面了解淋巴结转移情况。

（3）确诊一定要行活组织病理检查。活组织检查为最重要的组织学诊断依据。原发癌肿进行活组织检查可明确癌肿的组织学类型、病理分级；腹股沟淋巴结活检可明确有无转移，有助于临床分期和治疗方案的制订。

（4）淋巴造影。对诊断转移有一定帮助，一般不作为常规检查。选择经足背部、阴茎、精索淋巴管注射造影法。若有转移可显示淋巴结不规则、充盈缺损，淋巴管变形、受压阻塞等征象。

（二）分期

临床上通常采用 Jackson 分期。

（1）A　肿瘤局限于龟头或包皮。

（2）B　肿瘤侵及阴茎干。

（3）C　腹股沟淋巴结转移。

（4）D　肿瘤侵及邻近器官或盆腔淋巴结或远处转移。

四、治疗

（一）手术切除

手术切除病变是主要治疗方法，如病变局限在包皮，可做包皮环切术，有统计复发率可达半数左右。肿瘤侵犯阴茎头，亦可作阴茎部分切除术，一般距肿瘤 2cm 处切除即足够，在切除时断端冷冻检查有无肿瘤。由于阴茎癌扩散常为栓子转移不是一般肿瘤常有的淋巴管潜入周围组织，所以绝大多数距肿瘤 2cm 局部切除后无局部复发。若无腹股沟淋巴结转移，则术后 70%～80%生存 5 年。如肿瘤较大，残余阴茎悬垂部极短不可能站立排尿，则行阴茎全切术尿道阴部造口术。近年报道应用 Nd：YAG 激光治疗阴茎癌效果较好。

（二）腹股沟淋巴结清除

关于腹股沟淋巴结清除术的适应证已争论多年。阴茎癌临床上未触及腹股沟肿大者，发生淋巴结微病灶转移者占 3%～6%，但亦有报道假阴性可达 38%，阴茎癌转移者占 20%～50%，目前不主张常规腹股沟淋巴结清除术，因为半数以上患者可能不存在转移病灶，而清除手术所引起的皮肤坏死、感染、肺栓塞以及后期的下肢淋巴水肿相当常见，给患者带来不必要的痛苦。如果临床上有可疑的转移灶（即淋巴结增大者），可以取活检，必要时行连续切片检查，有转移者行淋巴清除术；一般不主张常规两侧同时行淋巴结清除术；位于大隐静脉和股静脉连接处内侧的淋巴结称前哨淋巴结，如果转移应行腹股沟深、浅淋巴结清除术，切除髂腹股沟淋巴结。

（三）放射治疗

放射治疗是有争议的，有主张阴茎癌仅行放射治疗，由于大量照射可引起尿道狭窄、尿瘘、阴茎坏死和水肿等并发症，应用受到限制。阴茎癌感染、坏死也可降低放疗效果。早期阴茎癌可在博来霉素配合下行X线照射，效果良好。

（四）化疗

一般常与手术或放疗配合应用，适用于晚期患者。

第四节　睾丸肿瘤

一、概述

原发性睾丸肿瘤多发于青壮年，多属于恶性，确切的病因不清，但隐睾肯定与之有密切关系，隐睾恶变的机会是正常睾丸发生睾丸肿瘤的20~40倍，复位的隐睾并不能完全防止其发生恶变，但有助于早期发现。也有学者认为与外伤、感染有关，但不确定。

睾丸肿瘤多发生于生殖细胞（占90%~95%），少数发生于非生殖细胞（占5%~10%）。临床上通常将睾丸肿瘤分为生殖细胞瘤和非生殖细胞瘤两大类。好发年龄在20~40岁，精原细胞瘤好发于30~40岁；胚胎癌和畸胎癌好发于25~30岁；绒毛膜上皮癌好发于20~30岁；卵黄囊肿瘤好发于婴幼儿；50岁以上患者易患恶性淋巴瘤。

二、临床表现

1. 无痛性睾丸进行性增大，伴坠胀感

80%以上的患者，睾丸呈不同程度肿大，有时睾丸完全被肿瘤取代，质地坚硬，正常的弹性消失。早期表面光滑，晚期表面可呈结节状，可与阴囊粘连，甚至破溃，阴囊皮肤可呈暗红色，表面常有血管迂曲。做透光试验检查时，不透光。若为隐睾发生肿瘤多于腹部、腹股沟等处扪及肿块，而同侧阴囊空虚，部分睾丸肿瘤患者同时伴有鞘膜积液。有的尚属正常或稍大者，故很少自己发现，往往在体检或治疗其他疾病时被发现，部分患者因睾丸肿大引起下坠感而就诊。

2. 疼痛

近90%的患者睾丸感觉消失，无痛感。因此，一般认为肿瘤是无痛性阴囊肿块。值得注意的是，在临床还可以见到急剧疼痛性睾丸肿瘤，但往往被认为是炎症，发生疼痛的原因是肿瘤内出血或中心坏死，或因睾丸肿瘤侵犯睾丸外的组织而发生疼痛。

3. 转移症状

睾丸肿瘤以淋巴结转移为主，常见于髂内、髂总、腹主动脉旁及纵隔淋巴结，转移灶可以很大，腹部可以触及，患者诉腰背痛。睾丸癌患者，可出现乳房肥大、乳头乳晕色素沉着。

三、诊断

（一）辅助检查

（1）AFP和β-hCG测定。有助于确定肿瘤的组织来源、临床分期、估计预后及术后监测有无肿瘤转移和复发。一般胚胎癌AFP增高，绒毛膜癌hCG增高。90%的非精原细胞瘤有AFP和β-hCG一项或同时增高，50%~10%的纯精原细胞瘤仅表现β-hCG一项增高。

（2）B超检查。确定睾丸肿瘤病变，并与睾丸鞘膜积液、血肿等鉴别。

（3）CT或MRI检查。有助于发现淋巴结和其他脏器的转移。

（4）放射性核素或X线淋巴管造影。对了解淋巴系统的转移很重要。

（5）放射性核素骨扫描和胸部X线检查。对骨、肺转移情况可了解。

（6）IVU。可了解转移灶与泌尿系的关系。

（二）组织学分类

1. 原发性肿瘤

（1）生殖细胞肿瘤：①精原细胞瘤（典型精原细胞瘤、间质型精原细胞瘤、精母细胞瘤型精原细胞瘤）。②胚胎瘤。③畸胎瘤（有无恶性变，成熟型、未成熟型）。④绒毛膜上皮癌。⑤卵黄囊肿瘤（内胚窦、胚胎性腺癌）。

（2）非生殖细胞肿瘤：①性腺基质肿瘤。②间质（Leydig）细胞瘤，支持（Sertoli）细胞瘤。③性腺胚细胞瘤。④其他类型肿瘤，睾丸腺癌、间质性肿瘤。

2. 继发性肿瘤

（1）网状内皮组织肿瘤。

（2）转移性肿瘤。

3. 睾丸旁肿瘤

（1）腺瘤样肿瘤。

（2）附睾囊腺瘤。

（3）间质性肿瘤。

（4）皮质瘤。

（5）转移瘤。

（三）肿瘤分期

睾丸肿瘤的准确分期是确定治疗方案和判断预后的主要依据。目前临床常用的分期方法如下。

改良的 Boden 和 Gibb 分期法：

A　肿瘤局限于睾丸和精索。

A_1　小于 5cm。

A_2　大于 5cm，小于 10cm。

A_3　大于 10cm（块状腹膜后肿块）。

B　仅有膈下的淋巴结转移。

C　膈上纵隔和锁骨上淋巴结转移和远处转移。

TNM 分期：

T　肿瘤：

T_1　肿瘤局限于睾丸。

T_2　肿瘤侵犯睾丸鞘膜。

T_3　肿瘤侵犯精索。

T_4　肿瘤侵犯阴囊。

N　淋巴结：

N_0　无淋巴结转移。

N_1　1 个淋巴结转移，小于 2cm。

N_2　1 个以上淋巴结，小于 5cm。

N_3　转移淋巴结，大于 5cm。

M　远处转移：

M_0　无远处转移。

M_1　有远处转移。

M_{1a}　有隐匿的转移，根据生化和（或）其他检查确定。

M_{1b}　某一器官的单个转移。

M_{1c}　某一器官的多处转移。

M_{1d}　多个器官的转移。

（四）临床分期

ⅠA 期：肿瘤限于睾丸内。

ⅠB 期：局部肿瘤属于ⅠA 期，但腹膜后淋巴结清除中有癌浸润。

Ⅱ期：腹股沟、盆腔内、腹主动脉旁、横膈下的淋巴结有癌转移，但无远位脏器的转移。

Ⅲ期：淋巴结转移越过横膈以上，并有实质性脏器的癌转移。

四、治疗

近年来，随着影像医学和肿瘤化学治疗的发展，睾丸肿瘤得以早期发现和准确分期，化学治疗、支持疗法的进步使得早期睾丸获得根治，晚期肿瘤患者得以延长寿命。睾丸肿瘤治疗的进步是现代泌尿外科学发展革命性的一大进展。一般精原细胞瘤以手术配合放射治疗为主；非精原细胞瘤以手术配合化疗为主。后者常要求在根治性睾丸切除术后，立即改行腹膜后淋巴结清扫术（RPLND 术），这样能够取得更为准确的分期。高分期的非精原细胞瘤在行 RPLND 术后，再给予化疗或先化疗再切除残余肿瘤并行 RPLND 术。

（一）手术治疗

睾丸切除术适用于任何类型的睾丸肿瘤，所强调的是应当采用经腹股沟途径的根治性睾丸切除术。

1. 方法

手术采用腹股沟斜形切口，达阴囊上方，分离精索，在腹股沟内环处先将精索、血管结扎切断，然后再切除睾丸及其肿瘤。

2. 注意事项

在手术时尽可能先结扎精索血管及输精管；应尽可能地高位切除精索；术中防止挤压肿瘤以免促使扩散。单纯睾丸切除往往达不到彻底的手术切除效果，需配合施行腹膜后淋巴结清除术，以达到根治的目的。现应用最广的是用腹正中切口（从剑突至耻骨联合）。其优点是：能充分暴露腹膜后间隙，使手术在直视下进行操作，肾蒂和大血管周围均能完善地暴露和彻底清除。其范围包括同侧下 2/3 肾筋膜内所有的淋巴结、脂肪和结缔组织。Roy 等指出：左、右两侧睾丸引流范围有一定区别，且右侧向左侧的交通支较多，故清扫的范围亦应不同，清扫范围右侧大于左侧。

右侧：应由肾蒂平面以上 2cm 平面起，沿下腔静脉到腹主动脉分叉处，切除所有的脂肪、结缔组织与淋巴组织，同时也切除腹主动脉与下腔静脉之间的淋巴结及腹主动脉前的淋巴结，再由腹主动脉分叉处向右、向下切除髂淋巴结，与内环精索结扎处会合，将其残端一并切除。

左侧：沿腹主动脉自肾蒂上2cm向下解剖直至腹主动脉分叉处，切除所有的脂肪、结缔组织与淋巴组织，同时也切除腹主动脉与下腔静脉之间的淋巴结，再由腹主动脉分叉处向左、向下沿髂血管解剖，切除髂淋巴结达左侧内环处，将精索结扎残端一并切除。有学者认为上述清扫方法尚不能彻底，仍有25%的淋巴结残留在大血管后面，因而采用扩大的双侧腹膜后淋巴结清扫术。其方法与前述方法基本相同，由两侧输尿管内侧开始，结扎两侧腰动静脉，使腹主动脉和下腔静脉完全游离，可提起腹主动脉和下腔静脉，将腹膜后区域内的淋巴结、脂肪组织全部清除，以达到完全清除的目的。睾丸肿瘤腹膜后转移主要位于肠系膜动脉根部水平以下的肾周围到大血管分叉水平之间的范围内，对该区域做彻底清除是提高手术疗效的关键。

关于腹腔后淋巴结清除术的时机及操作一般认为：①手术时间，在睾丸切除术的同时或两周后进行。②清除淋巴结应按解剖顺序，争取作整块切除。③在腹膜后大血管旁剥离淋巴结应谨慎轻巧，以免损伤大血管，并且不应过度牵拉肾蒂血管。④术后若需要化疗，应在两周之后进行。

（二）放疗

精原细胞瘤睾丸切除后放射治疗，25~35Gy（2 500~3 500rad）3周照射主动脉旁和同侧髂、腹股沟淋巴结。第1期者90%~95%可生存5年。如临床发现腹膜后病变即第2期，则纵隔及锁骨上区亦照射20~35Gy（2 000~3 500rad）2~4周，5年生存率亦可达80%以上。腹内大块转移和远处病灶预后不良，生存率仅20%~30%，近年亦用含顺铂的化疗，生存率可以明显提高，60%~100%有效应（PVB或DDP+GY），化疗方案在下述介绍。睾丸切除时精索有病变者，半侧阴囊亦应包括在照射区内。腹部有>10cm肿瘤，肺部转移癌均有明显的放疗效应。非精原细胞瘤包括胚胎癌、畸胎癌、绒癌、卵黄囊肿瘤或各种混合组成肿瘤。腹膜后淋巴结转移极常见，由于对放射线不如精原细胞瘤敏感，因此，除睾丸切除外应同时行腹膜后淋巴结清扫术，第1期病例手术证明10%~20%已有转移，即病理属2期。睾丸切除加腹膜后淋巴结清除术，病理1期者90%左右可生存5年以上，病理2期者降至50%左右。第3期远处转移144例中肺89%，肝73%、脑31%、骨30%、肾30%、肾上腺29%、消化道27%、脾13%、腔静脉11%。以化疗为主要治疗。在非精原细胞瘤中绒癌常是先转移至肺等远处病灶。在治疗过程中密切观察肿瘤标志物hCG及AFP的改变。

（三）化疗

1. 适应证

不宜手术或不愿手术的Ⅱ、Ⅲ期患者；局部肿瘤限于睾丸内，但腹膜后淋巴结清除后组织中有癌浸润者；手术、放疗后，或化疗完全或部分缓解后的维持、挽救治疗。

2. 禁忌证

心、肝、肾等重要脏器功能障碍者；有感染以及发热等严重并发症者；年老体衰或呈恶病质者；有严重骨髓抑制者。

3. 化疗方案

化学治疗发展较快，使用药物的治疗方案也较多。列举常用治疗方案以供参考。单药化疗对睾丸肿瘤仍有一定的疗效。

（1）顺铂（DDP）：成人每日 20~50mg，分 3~6 次给药；或每次 150mg，3 周后重复，1 个疗程 300mg，可反复应用。主要不良反应是胃肠道反应（恶心、呕吐）和肾毒性，应用时要积极应用镇吐药物，并进行水化。

（2）博来霉素（BLM）：成人每次 30mg，静脉注射，每周 1 次，连用 12 周。总量为 300~600mg。主要副反应为发热、肺纤维化和皮肤色素沉着等。

（3）苯丙氯酸氮芥：一般每次 25~50mg，每周 1 次，口服或静脉注射，总量为 180~200mg。主要反应为消化道反应和骨髓抑制。

（4）联合化疗：睾丸肿瘤的全身联合化疗是比较有效的治疗方法，完全缓解率和长期生存率较高，目前较多采用化疗方案。

（5）PEB（PVB）方案：DDP 100mg/m^2，静脉滴注，第 1 天（配合水化利尿等）；VP-16 100mg/m^2，静脉滴注，第 3、4、5、6、7 天；PYM 20mg/m^2，肌内注射，第 3、5、8、10 天。3 周重复，共 3~4 个周期。

（6）CEB 方案：CBP 300mg/m^2，静脉滴注，第 1 天；VP-16 100mg/m^2，静脉滴注，第 3、4、5、6、7 天；PYM 20mg/m^2，肌内注射，第 3、5、8、10 天。4 周重复，共 3~4 个周期。

首次治疗失败后的解救方案：IFO 1.2mg/m^2 静脉滴注，第 1~5 天；ACTD 250μg/m^2，静脉滴注，第 1~5 天；ADM 30~40mg/m^2，静脉冲入，第 1 天。21~28 天为 1 周期，其 2~3 个周期。大剂量 DDP 治疗需配合水化及止呕治疗，应在有经验的医护人员指导下实施。治疗非精原细胞瘤的方案亦可以用于常规药物治疗失败的精原细胞瘤患者。

第五章

肾结石

第一节　肾结石的病因与发病机制

尿路结石是泌尿系统的常见疾病之一。随着我国经济的发展和饮食结构的改变，我国尿路结石的发病率呈逐年上升的趋势。近20年来，微创技术的发展使得尿路结石的治疗发生了革命性的进步。尿路结石按部位可分为上尿路（肾和输尿管）结石和下尿路（膀胱和尿道）结石。其中上尿路结石约占80%。肾结石是尿路结石中最常见的疾病，本章重点介绍肾结石。

我国尿路结石总的发病率为1%~5%。结石的发生率与患者的性别、年龄、种族、体重指数、职业、水的摄入量、水质、气候和地理位置有关。

尿路结石多发于中年男性，男女比为（2~3）：1。男性的高发年龄为30~50岁，女性有两个发病高峰，分别为35岁和55岁，近年来女性的尿路结石发病率有增高趋势。肥胖患者容易患尿酸结石和草酸钙结石，可能与胰岛素抵抗造成低尿pH和高尿钙有关。从事高温作业的人员尿路结石的发病率高，与其出汗过多、机体水分丢失有关。南方地区和沿海诸省区市的发病率可高达5%~10%，在这些地区，尿路结石患者可占泌尿外科住院患者的50%以上，这与日照时间长、机体产生较多维生素D_3和高温出汗水分丢失有关。水的硬度高低与尿路结石的发生率之间没有定论，但大量饮水确实可以降低尿路结石发生的风险。经济发达地区居民饮食中蛋白和糖类比例较高，其肾结石的发生比例较高。

一、肾结石的种类

肾结石由基质和晶体组成，晶体占97%，基质只占3%。由于结石的主要成分为晶体，通常按照结石的晶体成分将肾结石主要分为含钙结石、感染性结石、尿酸结石和胱氨酸结石4大类。不同成分的结石的物理性质、影像学表现不同。

结石可以由单一成分组成，也可以包含几种成分。

二、肾结石的病因

肾结石的形成原因非常复杂，包括四个层面的因素：外界环境、个体因素、泌尿系统因素及尿液的成石因素。外界环境包括自然环境和社会环境，流行病学中提到的气候和地理位置属于自然环境，而社会经济水平和饮食文化属于社会环境。个体因素包括：种族和遗传因素、饮食习惯、代谢性疾病和药物等。泌尿系统因素包括肾损伤、泌尿系统梗阻、感染、异物等。上述因素最终都导致尿液中各种成分过饱和、抑制因素的降低、滞留因素和促进因素的增加等机制，导致肾结石的形成。

与肾结石形成有关的各种代谢性因素包括：尿 pH 异常、高钙血症、高钙尿症、高草酸尿症、高尿酸尿症、胱氨酸尿症、低枸橼酸尿症等。其中常见的代谢异常疾病有：甲状旁腺功能亢进、远端肾小管性酸中毒、痛风、长期卧床、结节病、皮质醇增多或肾上腺功能不全、甲状腺功能亢进或低下、急性肾小管坏死恢复期、多发性骨髓瘤、小肠切除、Crohn 病、乳—碱综合征等。

药物引起的肾结石占所有结石的 1%左右。药物诱发结石形成的原因有两类。一类为能够诱发结石形成的药物，包括钙补充剂、维生素 D、维生素 C（每日超过 4g）、乙酰唑胺（利尿剂）等，这些药物在代谢的过程中导致了其他成分结石的形成。另一类为溶解度低的药物，在尿液浓缩时析出形成结石，药物本身就是结石的成分，包括磺胺类药物、氨苯蝶啶、茚地那韦等。

尿路梗阻、感染和异物是诱发肾结石的主要局部因素，而梗阻、感染和结石等因素可以相互促进。各种解剖异常导致的尿路梗阻是肾结石形成的重要原因，临床上容易引起肾结石的梗阻性疾病包括机械性梗阻和非机械性梗阻两大类。其中机械性梗阻原因包括：肾小管扩张（髓质海绵肾），肾盏盏颈狭窄（包括肾盏憩室、肾盏扩张），肾盂输尿管连接部狭窄，马蹄肾及肾旋转不良，重复肾盂输尿管畸形，输尿管狭窄（包括炎症性、肿瘤、外压性因素），输尿管口膨出等。非机械性梗阻原因包括：神经源性膀胱、膀胱输尿管反流和先天性巨输尿管等。反复发作的泌尿系统感染、肾盂肾炎是导致感染性肾结石的常见原因。

了解结石的成分和病因，对于肾结石的治疗和预防有重要的指导意义。

第二节 肾结石的临床表现

一、症状

肾结石的临床表现多样。常见症状是腰痛和血尿，部分患者可以排出结石，此外还可以出现发热、无尿、肾积水、肾功能不全等表现。不少患者没有任何症状，只在体格检查时偶然发现。应当注意，无症状并不意味着患者的肾功能正常。

（一）疼痛

40%~50%的肾结石患者有腰痛症状，发生的原因是结石造成肾盂梗阻。通常表现为腰部的酸胀、钝痛。如肾结石移动造成肾盂输尿管连接部或输尿管急性梗阻，肾盂内压力突然增高，可造成肾绞痛。肾绞痛是上尿路结石的典型症状，表现为突然发作的脊肋角和腰部的刀割样疼痛，常伴有放射痛，受累部位为同侧下腹部、腹股沟、股内侧，男性可放射到睾丸和阴茎头，女性患者放射至阴唇。发作时，患者表情痛苦、坐卧不宁、辗转反侧、排尿困难、尿量减少，可以出现面色苍白、出冷汗、恶心、呕吐、低热等症状，甚至脉搏细速、血压下降。肾绞痛发作持续数分钟或数小时，经对症治疗可缓解，也可以自行缓解，缓解后可以毫无症状。肾绞痛可呈间歇性发作。部分患者疼痛呈持续性，伴阵发性加重。

（二）血尿

血尿是肾结石的另一常见临床表现，常常在腰痛后发生。血尿产生的原因是结石移动或患者剧烈运动导致结石对集合系统的损伤。约80%的患者可出现血尿，但大多数患者只表现为镜下血尿，其中只有10%左右的患者表现为全程肉眼血尿。部分患者可以只出现无痛性全程肉眼血尿，需要与泌尿系统肿瘤等其他疾病进行鉴别诊断。

（三）排石

患者尿中排除结石时，可以确诊尿路结石诊断。应收集排出的结石并进行成分分析，以发现可能的代谢因素，利于结石的治疗和预防。排石常在肾绞痛发作后出现，也可以不伴有任何痛苦。

（四）发热

肾绞痛时可能伴有或不伴有低热。由于结石、梗阻和感染可互相促进，肾结石造成梗阻可继发或加重感染，出现腰痛伴高热、寒战。部分患者可表现为间断发热。感染严重时可造成败血症。出现发热症状时，需要引起高度重视，及早进行抗感染、引流尿液处理，以预防全身严重感染的发生。

（五）无尿和急性肾功能不全

双侧肾结石、功能性或解剖性孤立肾结石阻塞造成尿路急性完全性梗阻，可以出现无尿和急性肾后性肾功能不全的表现，如水肿、恶心、呕吐、食欲缺乏等。出现上述情况，需紧急处理，引流尿液。无尿患者可以伴有或不伴有腰痛。

（六）肾积水和慢性肾功能不全

单侧肾结石造成的慢性梗阻常不引起症状，长期慢性梗阻的结果可能造成患侧肾积水、肾实质萎缩。孤立肾或双侧病变严重时可发展为尿毒症，出现贫血、水肿等相应临床表现。

二、体征

肾结石造成肾绞痛、钝痛时，临床表现为“症状重、体征轻”。典型的体征是患侧肾区叩击痛。脊肋角和腹部压痛可不明显，一般不伴腹部肌紧张。肾结石慢性梗阻引起巨大肾积水时，可出现腹部包块。

第三节　肾结石的诊断

一、肾结石的诊断原则

（一）诊断依据

为病史、症状、体征、影像学检查和实验室检查。

（二）诊断目标

是否存在结石，结石的位置、数目、大小、形态、可能的成分，肾功能，是否合并肾积水，是否合并尿路畸形，是否合并尿路感染，可能的病因及既往治疗等情况。这些因素都在肾结石的治疗和预防方法选择中起重要作用。

（三）鉴别诊断

肾结石应当与泌尿系统结核、各种可能出现肾钙化灶的疾病、各种引起上尿路梗阻的疾病相鉴别。

二、病史

对于所有怀疑尿路结石诊断者，都应当全面采集病史，包括家族史、个人史和既往结石症状的发作和治疗等。25%的肾结石患者存在结石家族史。了解患者的居住和工作环境、饮食习惯、水摄入量，以及是否存在痛风、甲状旁腺功能亢进、远端肾小管性酸中毒、长期卧床、结节病、维生素 D 中毒、皮质醇增多或肾上腺功能不全、甲状腺功能亢进或减退、急性肾小管坏死恢复期、多发性骨髓瘤等各种代谢性疾病，以及既往结石发作情况、排石情况、治疗方法及结局、结石成分分析结果等。

三、影像学检查

明确肾结石的主要影像学检查为 B 超、泌尿系统平片（KUB）、静脉尿路造影（IVU）和腹部 CT。通过影像学检查不但要明确是否存在肾结石，还需明确肾结石的位置、数目、大小、形态、可能的成分、是否合并肾积水、是否合并尿路畸形等情况。当然，诊断肾结石的同时，还应当明确尿路其他部位是否存在结石。磁共振、逆行造影、顺行造影和放射性核素检查在肾结石及其相关诊断中也有一定的作用。

（一）B 超

由于 B 超简便、快捷、经济、无创，对肾结石的诊断准确性较高，是《CUA 尿路结石诊疗指南》推荐检查项目。B 超可以发现 2mm 以上的肾结石，包括透 X 线的尿酸结石。B 超还可以了解是否存在肾积水。肾结石的 B 超表现为肾集合系统中的强回声光团伴声影，伴有或不伴有肾盂肾盏扩张。肾结核的钙化在 B 超上的部位在肾实质，同时可能发现肾实质的破坏和空洞。但 B 超检查的不足之处是对于输尿管结石的诊断存在盲区，对肾功能的判断不够精确，对肾的钙化和结石的鉴别存在一定困难。

（二）泌尿系统平片

KUB 是《CUA 尿路结石诊疗指南》推荐的常规检查方法。摄片前需要排空肠道，摄片范围包括全泌尿系统，从第 11 胸椎至耻骨联合。90%左右的肾结石不透 X 线，在 KUB 平片上可显示出致密影。KUB 平片可初步判断肾结石是否存在，以及肾结石的位置、数目、形态和大小，并且初步地提示结石的化学性质。在 KUB 平片上，不同成分的结石显影程度从高到低依次为草酸钙、磷酸钙和磷酸镁铵、胱氨酸、含钙尿酸盐结石。纯尿酸结石和黄嘌呤结石能够透过 X 线，在 KUB 平片上不显影，称为透 X 线结石或阴性结石。胱氨酸结石的密度低，在 KUB 平片上的显影比较浅淡。应当注意的是，KUB 片上致密影的病因有多种，初诊时不能只根据 KUB 平片确诊肾结石，更不能只凭 KUB 就进行体外碎石、手术等治疗。需要结合 B 超、静脉尿路造影或 CT 等与肾结核钙化、肿瘤钙化、腹腔淋巴结钙化、胆囊结石等其他致密影相鉴别。KUB 可用于肾结石治疗后的复查。

（三）静脉尿路造影

静脉尿路造影（IVU）又称静脉肾盂造影（IVP）。IVU 是《CUA 尿路结石诊疗指南》推荐的检查方法。在非肾绞痛发作期，KUB/IVU 是诊断尿路结石的“金标准”。IVU 应与 KUB 平片联合进行，通常在注射造影剂后 10 分钟和 20 分钟摄片。通过 IVU 可了解肾盂肾盏的解剖结构，确定结石在集合系统的位置，还可以了解分侧肾功能，确定肾积水程度，并与其他 KUB 平片上可疑的致密影相鉴别。KUB 平片上不显影的尿酸结石在 IVU 片上表现为充盈缺损。如一侧肾功能受损严重而不显影时，延迟至 30 分钟以上摄片常可以达到肾显影的目的，也可应用大剂量造影剂进行造影。应当注意，肾绞痛发作时，急性尿路梗阻可能会导致患侧尿路不显影或显影不良，对分肾功能的判断带来困难，应尽量避免在肾绞痛发作时行 IVU。

在使用造影剂时，应当注意以下问题：①使用前应进行造影剂过敏试验，对于有过敏史或可能存在造影剂过敏风险时，可在检查前应用糖皮质激素和（或）抗组胺药物，并且避免使用离子型造影剂。②静脉使用造影剂可能导致肾脏灌注减低和肾小管损害。使用造影剂 3 天内血清肌酐增高超过 44μmol/L，如无其他合理解释，则考虑出现造影剂损害。危险因素包括：血清肌酐异常、脱水、超过 70 岁、糖尿病、充血性心力衰竭、应用非甾体类抗炎药物或氨基糖苷类药物（应停药 24 小时以上）等。应当避免在 48 小时内重复使用造影剂。③糖尿病患者如服用二甲双胍，造影剂可能会加重其乳酸酸中毒。应在造影后停服二甲双胍 48 小时，如肾功能异常，还应在造影前停服 48 小时；如怀疑出现乳酸酸中毒，应检测血 pH、肌酐和乳酸。④未控制病情的甲状腺功能亢进者，禁用含碘造影剂。

（四）逆行造影

通过膀胱镜进行输尿管逆行插管进行造影，为有创检查，不作为肾结石的常规检查手段。在 IVU 尿路不显影或显影不良或对造影剂过敏、不能明确 KUB 片上致密影的性质又无条件行 CT 检查时，可行逆行造影。逆行造影可以清晰直观地显示上尿路，判定是否同时存在肾盂输尿管连接部狭窄等解剖因素。传统的逆行插管双曝光已很少应用。

（五）顺行造影

已行肾穿刺造瘘者，可通过造瘘管顺行造影了解集合系统的解剖及与结石的关系。

（六）CT

CT 是《CUA 尿路结石诊疗指南》可选检查方法。CT 在尿路结石诊断中的应用越来越普及。螺旋 CT 平扫对肾结石的诊断准确、迅速，其准确率在 95%以上，高于 KUB 和 IVU，能够检出其他影像学检查中可能遗漏的小结石。而且不需要肠道准备、不必使用造影剂、不受呼吸的影响。CT 片上结石的不同的 CT 值可以反映结石的成分、硬度及脆性，可以为体外碎石等治疗方法的选择提供参考。增强 CT 能够显示肾积水的程度、观察肾实质的血供和造影剂的排泌情况、测算肾实质的体积，从而反映肾的形态和功能。CT 还能明确肾的解剖、结石的空间分布和周围器官的解剖关系，指导经皮肾镜等治疗。此外，CT 还可以发现其他腹腔内的病变。CT 增强及三维重建可以进行 CT 尿路显像（CTU），可以代替 IVU。由于 CT 的诸多优势，有逐步代替 KUB/IVU 成为尿路结石的首选检查方法的趋势。国外一些医疗机构已经开始用 CT 作为诊断泌尿系统结石的金标准。

（七）磁共振（MR）

MR 对尿路结石的诊断不敏感，结石在 MR 的 T_1、T_2 加权像上都表现为低信号。但磁共振水成像（MRU）能够了解上尿路梗阻的形态，而且不需要造影剂即可获得与静脉尿路造影同样的效果，不受肾功能改变的影响。适合于对造影剂过敏者、肾功能受损者、未控制的甲状腺功能亢进患者及儿童和妊娠妇女等。

（八）放射性核素检查

肾图和肾动态显像可以评价肾功能，并不受肾功能异常的影响，在肾功能异常时可以进行该检查。肾动态显像可以了解肾的血流灌注状况、测定分肾肾小球滤过率和判断是否存在尿路梗阻及梗阻性质等信息，因此，对手术方案的选择及手术疗效的评价具有一定价值。此外，甲状旁腺 ^{99m}Tc-MIBI 显像是甲状旁腺功能亢进的定位诊断的最佳检查方法。

四、实验室检查

通过实验室检查可以辅助结石的诊断、了解患者的肾功能、是否合并感染、是否合并代谢性疾病等。

（一）尿常规

尿常规可以提供多种信息，在肾结石诊断中具有非常重要的意义。全部结石患者都应行尿常规检测。肾结石患者在绞痛发生后和运动后常出现镜下血尿。尿 WBC 增多和亚硝酸盐阳性表明结石合并细菌感染。尿 pH 与某些结石有关，如尿酸和胱氨酸在酸性尿中容易产生，用碱化尿液的方法进行溶石治疗时需要监测尿的 pH；感染性结石患者的尿液呈碱性；如晨尿 pH 过高超过 5.8，应怀疑远端肾小管酸中毒的可能。尿中出现各种成分的结晶有助于结石的诊断。

（二）尿培养及细菌敏感药物试验

尿 WBC 增多者，应行此项检查，以指导临床进行敏感抗生素的选择。

（三）血常规

肾绞痛时可伴有血 WBC 短时轻度增高。结石合并感染或发热时，血 WBC 可明显增高。结石导致肾功能不全时，可有贫血表现。

（四）血生化检查

血清肌酐、尿素氮和肾小球滤过率反映总肾功能。肾功能不全时可出现高血钾或二氧化碳结合力降低。远端肾小管酸中毒时，可出现低钾血症和血氯增高。甲状旁腺功能亢进时骨溶解增加，可导致血碱性磷酸酶增高。

（五）尿液代谢因素的检测

24 小时尿的尿量、钙、磷、镁、钠、钾、氯、草酸、枸橼酸、磷酸、尿酸、尿素、胱氨酸等。标本最好留两次。标本中加入适量盐酸可以预防尿液储存过程中析出草酸钙和磷酸钙沉淀，避免维生素 C 氧化成草酸，并预防尿液中细菌生长而改变尿液某些成分。在酸化尿液中尿酸和胱氨酸发生沉淀，如需检测其中的尿酸和胱氨酸，则必须加碱使其尿酸盐沉淀溶解。添加了叠氮化钠的尿液可以进行尿酸盐分析；由于尿液存放一段时间后其 pH 可能发生改变，检测尿 pH 时需要收集新鲜晨尿。

（六）血液代谢因素的有关检查

包括血钙、磷、钾、氯、尿酸、白蛋白等。测定血钙可以发现甲状旁腺功能亢进或其他导致高钙血症的原因，测定白蛋白可以矫正结合钙对血钙浓度的影响。如血钙浓度≥2.60mmol/L，应怀疑甲状旁腺功能亢进的可能，可以重复测定血钙并测定甲状旁腺激素（PTH）水平。尿酸结石患者血尿酸可能增高。肾小管酸中毒可以表现为低钾血症、高氯性酸中毒。

（七）尿酸化试验

早餐后服用氯化铵 0.1g/kg 体重，饮水 150mL，上午 9 点开始每小时收集尿液测定 pH 并饮水 150mL，共进行 5 次。如尿的 pH≤5.4 则不存在肾小管酸中毒。

（八）结石成分分析

自发排出的结石、手术取石和体外碎石排出的结石应进行结石成分分析，以明确结石的性质，为溶石治疗和预防结石复发提供重要依据，还有助于缩小结石代谢异常的诊断范围。结石成分分析方法包括物理方法和化学方法两类。

物理分析法比化学分析法精确，常用的物理分析法是 X 线晶体学和红外光谱法。红外光谱法既可分析各种有机成分和无机成分，又可分析晶体和非晶体成分，所需标本仅为 1mg。化学分析法的主要缺点是所需标本量较多，而且分析结果不很精确，但该法简单价廉，可以基本满足临床需要。

第四节　肾结石的治疗

一、肾结石的治疗原则

（1）肾结石治疗的总体原则：解除痛苦、解除梗阻、保护肾功能、有效去除结石、治疗病因、预防复发。

（2）保护肾功能是结石治疗的中心。

（3）具体的治疗方法需要个体化，根据患者的具体情况选择适宜的治疗方法。影响肾结石治疗的因素多样，包括患者的具体病情和医疗条件两大类。其中患者的病情包括：结石的位置、数目、大小、形态、可能的成分、发作的急缓、肾功能、是否合并肾积水、是否合并尿路畸形、是否合并尿路感染、可能的病因、患者的身体状况及既往治疗等情况，都影响结石治疗具体方法的选择。此外，医疗因素包括医生所掌握的治疗结石的技术和医院的医疗条件、仪器设备，也影响了结石的治疗方法的选择。

肾结石的治疗主要包括以下内容：严重梗阻的紧急处理、肾绞痛的处理、合理有效祛除结石、病因治疗等方面。

二、严重梗阻的紧急处理

结石引起的梗阻，如果造成肾积脓、肾功能不全、无尿等严重情况，危及患者生命，需要紧急处理。

梗阻合并感染可造成肾积脓、高热甚至感染中毒性休克。体外冲击波碎石后输尿管“石街”形成时，容易造成急性梗阻感染。患者具有明显的腰部疼痛，体征出现明显肾区叩痛、腰大肌压迫征阳性、血白细胞明显增高。如广谱抗生素不能控制感染，需要紧急行超声或 CT 引导下经皮肾穿刺造瘘，充分引流，同时根据血培养或脓液的细菌培养、药物敏感试验结果，选择敏感抗生素。此时留置输尿管导管或双猪尾管亦有一定效果，但由于脓液黏稠，引流可能不充分，甚至脓液堵塞管腔。如未能留置双猪尾管，或留置双猪尾管 3 天体温仍得不到有效控制，此时需行肾穿刺造瘘。如引流及时充分，感染通常可以得到控制。待病情稳定后，再处理结石。

孤立肾或双肾肾后性完全梗阻，可造成少尿、无尿甚至肾功能不全及尿毒症。有时患者并无明显疼痛，以无尿、恶心呕吐等症状就诊，影像学检查发现肾积水，如患者无感染表现，可行留置输尿管双猪尾管引流，如逆行插管失败，行超声引导肾穿刺造瘘。如病变为双侧，通常急诊只需处理肾实质好的一侧即可。如为急性肾后性梗阻，影像学显示肾实质厚度正常，梗阻解除后肾功能可能恢复，不必行急诊血液透析，待肾功能恢复后再处理结石。如为慢性梗阻，影像学显示肾脏萎缩、肾实质结构紊乱，则肾功能是否能恢复及恢复的程度，需要持续引流观察，而且，在这种情况下，通常需要行双侧肾的引流。如充分持续引流肾功能不恢复，则按照慢性肾功能不全处理。应当注意的是，在急性肾后性梗阻解除后，可出现多尿期，一般持续 2~4 天，尿量可能每日超过 4 000mL,需要注意维持水电解质平衡。

三、肾绞痛的治疗

肾绞痛是泌尿外科的常见急症，需紧急处理。结石导致肾绞痛的原因通常为较小结石移动到肾盂输尿管连接部或进入输尿管所导致的上尿路急性梗阻。肾绞痛治疗前应与其他急腹症相鉴别。肾绞痛的主要治疗方法为药物镇痛、解痉。

肾绞痛急性发作期可以适当限制水的入量，利尿药的应用和大量饮水可以加重肾绞痛的发作。

肾绞痛的镇痛药物的使用遵循三级镇痛原则。一级镇痛药物为非甾体类镇痛抗炎药物。常用药物有双氯芬酸钠（扶他林，50mg，口服）、布洛芬（芬必得，0.3g，口服）和吲哚美辛栓（消炎痛，100mg，塞肛）等，具有中等程度的镇痛作用。双氯芬酸钠还能够减轻输尿管水肿，双氯芬酸钠 50mg 口服每日 3 次可明显减少肾绞痛的反复发作。但双氯芬酸钠会影响肾功能异常者的肾小球滤过率，但对肾功能正常者不会产生影响，严重的心脑血管疾病患者应用双氯芬酸钠也应慎重。二级药物为非吗啡类中枢镇痛药，常用药物为曲马朵（50mg，口服），该药无呼吸抑制作用，无便秘，耐受性和依赖性很低。三级镇痛药物为较强的阿片类受体激动剂，具有较强的镇痛和镇静作用。常用药物有：盐酸布桂嗪（强痛定，50~100mg，肌内注射），盐酸哌替啶（杜冷丁，50mg，肌内注射），盐酸吗啡（5mg，皮下或肌内注射）等。阿片类药物具有眩晕、恶心、便秘、呼吸抑制等不良反应，对于慢性肺通气功能障碍、支气管哮喘患者禁用。该类药物可加重肾绞痛患者的恶心呕吐，在治疗肾绞痛时避免单独使用阿片类药物，一般需要配合硫酸阿托品、氢溴酸山莨菪碱（654-2）等解痉类药物一起使用。

解痉药物包括：①M 型胆碱受体阻滞剂，常用药物有硫酸阿托品（0.3～0.5mg，皮下、肌内或静脉注射）和氢溴酸山莨菪碱（654-2，10mg，口服、肌内或静脉注射），可以松弛输尿管平滑肌、缓解痉挛。青光眼患者禁用该类药物。②黄体酮（20mg，肌内注射）可以抑制平滑肌的收缩而缓解痉挛，对镇痛和排石有一定的疗效，尤其适用于妊娠妇女肾绞痛者。③钙离子拮抗剂，硝苯地平（心痛定，10mg，口服或舌下含化），对缓解肾绞痛有一定的作用。④α 受体阻滞剂（坦索罗辛 0.2mg 口服，多沙唑嗪 4mg 口服等），近期国内外的一些临床报道显示，α 受体阻滞剂在缓解输尿管平滑肌痉挛，治疗肾绞痛的效果还有一定的争议。

此外，针灸也有一定解痉镇痛效果，常用穴位有肾俞、京门、三阴交或阿是穴等。

如经上述治疗肾绞痛不缓解，则可进行留置输尿管支架引流或急诊体外碎石、输尿管镜手术取石等处理。

四、排石治疗

祛除肾结石的方法包括排石、溶石、体外冲击波碎石（ESWL）、输尿管镜碎石、经皮肾镜取石（PCNL）、腹腔镜或开放手术取石等方法。近 20 年来，由于各种微创方法的不断发展和推广，ESWL、输尿管镜碎石、PCNL 等技术的应用越来越普及，大多数肾结石可以通过上述微创方法得到有效治疗。传统的开放手术在肾结石的治疗中应用已逐步减少，但对那些需要同时解决解剖异常的结石患者，仍为一种有效治疗。具体采用何种方法治疗肾结石，主要取决于结石的大小、位置、数目、形态、成分。对于某位患者来说，应选择损伤相对更小、并发症发生率更低的治疗方式。此外，还要考虑肾功能、是否合并肾积水、是否合并尿路畸形、是否合并尿路感染、可能的病因、患者的身体状况及既往治疗等情况。

（一）排石

排石治疗的适应证：①结石直径 0.5～1.0cm，其中以 0.6cm 为宜。②结石表面光滑。③结石以下尿路无梗阻。④结石未引起尿路完全梗阻，停留于局部小于 2 周。⑤特殊成分的结石，尿酸结石和胱氨酸结石推荐采用排石治疗。⑥经皮肾镜、输尿管镜碎石及 ESWL 术后的辅助治疗。

排石治疗的措施：①每日饮水 3 000mL 以上，保持 24 小时尿量 2 000mL，且饮水量应 24 小时内均匀分配。②服用上述非甾体类药物或 α 受体阻滞剂、钙离子拮抗剂。③服用利湿通淋的中药，主要药物为车前子，常用成药有排石颗粒、尿石通等；常用的方剂如八正散、三金排石汤和四逆散等。④辅助针灸疗法，常用穴位有肾俞、中腕、京门、三阴交和足三里等。

较小肾盏结石可长期滞留，无临床表现。应严密观察，定期复查。如果结石增大或引起的严重症状或造成肾积水或肾盏扩张、继发感染时，应行其他外科治疗。

（二）溶石

溶石治疗是通过化学的方法溶解结石或结石碎片，以达到完全清除结石的目的，是一种有效的辅助治疗方式，常作为体外冲击波碎石、经皮肾镜取石、输尿管镜碎石及开放手术取石后的辅助治疗。主要用于尿酸结石和胱氨酸结石的治疗。溶石手段包括口服药物、增加尿量、经肾造瘘管注入药物等。其他结石也可尝试溶石治疗。

1. 尿酸结石

（1）碱化尿液：口服枸橼酸氢钾钠6~10mmol，每日3次，使尿液pH达到6.5~7.2。尿液pH过高可能导致感染性结石的发生。

（2）大量饮水：使24小时尿量超过2 000~2 500mL。

（3）口服别嘌醇300mg：每日1次，减少尿酸排出。

（4）减少产生尿酸的食品的摄入，如动物内脏等，每日蛋白质入量限制在0.8g/（kg·d）。

（5）经皮溶石：可选用三羟甲基氨基甲烷（THAM）液。

2. 胱氨酸结石

（1）碱化尿液：口服枸橼酸氢钾钠或碳酸氢钠，使尿液pH维持在7.0以上。

（2）大量饮水：使24小时尿量超过3 000mL，且饮水量在24小时内保持均匀分配。

（3）24小时尿胱氨酸排出高于3mmol时，可应用硫普罗宁（α-巯基丙酰甘氨酸）或卡托普利。

（4）经皮溶石：可选用0.3mol/L或0.6mol/L的三羟甲基氨基甲烷（THAM）液及乙酰半胱氨酸。

3. 感染性结石

磷酸镁铵和碳酸磷灰石能被10%的肾溶石酸素（pH为3.5~4）及Suby液所溶解。具体的方法是在有效的抗生素治疗的同时，溶石液从一根肾造瘘管流入，从另一根肾造瘘管流出。溶石时间的长短取决于结石的负荷，完全性鹿角形结石往往需要比较长的时间才能被溶解。冲击波碎石后结石的表面积增加，增加了结石和溶石化学液的接触面积，有利于结石的溶解。该疗法的最大优点是不需麻醉即可实施，因此，也可作为某些高危病例或者不宜施行麻醉和手术的病例的治疗选择。口服药物溶石的方案：①短期或长期的抗生素治疗。②酸化尿液，口服氯化铵 1g，每日 2~3 次，或者甲硫氨酸 500mg，每日 2~4 次。③对于严重感染者，使用尿酶抑制剂，如乙酰羟肟酸或羟基脲。建议使用乙酰羟肟酸 250mg，每日 2 次，服用 3~4 周。如果患者能耐受，则可将剂量增加到 250mg，每日 3 次。

（三）有效去除结石

去除结石适应证包括结石直径较大、结石造成尿路梗阻、感染、肾功能损害等。去除结石的方法包括：体外冲击波碎石（ESWL）、输尿管镜碎石、经皮肾镜取石（PCNL）、开放手术取石等。《CUA 尿路结石诊疗指南》对这些方法的选择提出了推荐性意见。以下分别对这些方法进行介绍。

1. 体外冲击波碎石

20 世纪 80 年代初体外冲击波碎石的出现，为肾结石的治疗带来了革命性变化。其原理是将液电、压电、超声或电磁波等能量，会聚到一个焦点上，打击结石，实现不开刀治疗肾结石。曾经 ESWL 几乎用于治疗全部肾结石，包括鹿角形肾结石。但随着经验积累，人们发现了 ESWL 的各种并发症，如肾被膜下血肿、肾破裂、肾萎缩、输尿管“石街”形成、肾积脓、大结石的治疗时间长等。20 多年来，随着临床经验的积累和碎石机技术的发展，对 ESWL 的适应证、治疗原则及并发症的认识有了新的改变。第三代碎石机与早期碎石机相比，碎石效率提高，更安全，费用降低，而且更灵巧，还实现了多功能化。现代体外碎石机可具备 X 线定位和 B 超定位双重方式。由于 ESWL 具有创伤小、并发症少、可门诊进行等优点。

（1）ESWL 的适应证：对于直径小于 20mm 大小的肾盂结石及中上肾盏结石应首选 ESWL 治疗。对于直径>20mm 的肾结石，ESWL 虽然也能够成功碎石，但存在治疗次数多时间长、排石问题多等缺点，采用 PCNL 能够更快更有效地碎石。ESWL 可与 PCNL 联合应用于较大肾结石。

（2）ESWL 的禁忌证：妊娠妇女、未纠正的出血性疾病、未控制的尿路感染、结石远端存在尿路梗阻、高危患者如心力衰竭和严重心律失常、严重肥胖或骨骼畸形、腹主动脉瘤或肾动脉瘤、泌尿系活动性结核等。

（3）治疗过程和复查：现代碎石机都采用干式碎石方式，患者平卧在碎石机上碎石。对于痛觉敏感或精神紧张者，可给予静脉镇痛药物。儿童患者，可给予全身麻醉。碎石后患者可出现血尿。可给予排石药物进行辅助。应收集尿液中的结石，进行结石成分分析。患者停止排石 2~3 天复查 KUB，以观察碎石效果，严密观察是否形成输尿管“石街”。残余结石较大者，可再次行 ESWL。残余结石较小者，应进行跟踪随访。

（4）ESWL 治疗次数和治疗时间间隔：ESWL 治疗肾结石一般不超过 3~5 次（具体情况依据所使用的碎石机而定），如结石较大或硬度较大，应该选择经皮肾镜取石术。ESWL 治疗肾结石的间隔时间目前无确定的标准，公认不能短于 1 周。通过研究肾损伤后修复的时间，现认为两次 ESWL 治疗肾结石的间隔以 10~14 天为宜。

（5）影响 ESWL 效果的因素：碎石效率除了与碎石机的效率有关，还与结石的大小、数目、位置和硬度有关。

①结石的大小：结石越大，需要再次治疗的可能性就越大。直径<20mm 的肾结石应首选 ESWL 治疗；直径>20mm 的结石和鹿角形结石可采用 PCNL 或联合应用 ESWL。若单用 ESWL 治疗，建议于 ESWL 前插入双 J 形管，防止“石街”形成阻塞输尿管。

②结石的位置：肾盂结石容易粉碎，肾中盏和肾上盏结石的疗效较下盏结石好。对于下盏漏斗部与肾盂之间的夹角为锐角、漏斗部长度较长和漏斗部较窄者，ESWL 后结石的清除不利。可结合头低足高位进行体位排石。

③结石的成分：磷酸铵镁和二水草酸钙结石容易粉碎，尿酸结石可配合溶石疗法进行 ESWL，一水草酸钙和胱氨酸结石较难粉碎。

④解剖异常：马蹄肾、异位肾和移植肾结石等肾集合系统的畸形会影响结石碎片的排出，可以采取辅助的排石治疗措施。

⑤ESWL 的效果还与操作医生的经验有关：由于通常碎石治疗需要持续 30 分钟左右，患者可以发生体位的变化，所以在碎石过程中，操作者需要经常校正碎石机焦点以对准结石，并且根据监测的碎石效果，调整碎石机的能量输出和打击次数。ESWL 是一项非常专业的技术，需要经过培训的泌尿外科医师进行操作。

（6）ESWL 并发症：ESWL 可能出现肾绞痛、肾被膜下血肿、肾破裂、局部皮肤瘀斑、输尿管“石街”形成、肾积脓、败血症等。长期并发症有肾萎缩。

对于出现肾绞痛的患者，按前述药物治疗方法进行治疗。局部皮肤瘀斑可以自愈，一般不需处理。

如患者出现较剧烈的腰部胀痛，怀疑肾被膜下血肿、肾破裂时，行 CT 检查明确。确诊者，严密监测腰部症状、体征、血红蛋白和影像学，通常卧床休息 1~2 周，对症治疗好转。对于不能控制的出血，可行选择性肾动脉栓塞。

输尿管“石街”形成、肾积脓、败血症者，应紧急行肾穿刺造瘘，同时应用敏感抗生素。为避免这几种并发症，重点在于预防。尽量不对直径>20mm 的肾结石行 ESWL 治疗，如需进行 ESWL，事先留置输尿管支架管。对于感染性结石，有发热历史或尿 WBC 增高者，ESWL 前预防性应用抗生素，并持续到碎石后至少 4 天。

2. 经皮肾镜取石

经皮肾镜取石术（PCNL）于 20 世纪 80 年代中期开始在欧美一些国家开展。它是通过建立经皮肾操作通道，击碎并取出肾结石。由于可以迅速有效地去除肾结石，很快得到推广。但是，早期的 PCNL 由于并发症较多、碎石效率低，经历了数年的低谷。随着各种肾镜的改进、激光、超声气压弹道碎石技术的开发，PCNL 在 20 世纪 90 年代以来，得到了更广泛的应用。1997 年国外学界提出微创经皮肾镜取石术（MPCNL），以减少手术并发症与肾实质的损伤，但仅用于治疗直径<2cm 的肾结石、小儿肾结石或需建立第 2 个经皮肾通道的病例。我国学者从 1992 年开始采用“经皮肾微造瘘、输尿管镜碎石取石术”，随着手术技巧日趋熟练与腔镜设备的改进，1998 年提出有中国特点的微创经皮肾镜取石术，并逐步在全国推广应用，使经皮肾镜取石技术的适应证不断扩大，并应用于大部分 ESWL 和开放手术难以处理的上尿路结石。近年来大宗回顾性临床报道表明此方法较标准 PCNL 更易掌握和开展，成功率高，并发症较国外技术低。现在，经皮肾镜取石技术在肾结石的治疗中发挥着越来越重要的作用。

（1）PCNL 适应证：各种肾结石都可经 PCNL 治疗，对于直径>2cm 的肾结石和直径>1.5cm 的肾下盏结石是一线治疗（无论是否伴有肾积水）。还包括 ESWL 难以击碎的直径<2cm 的肾结石、肾结石合并肾积水者，胱氨酸结石，有症状的肾盏或憩室内结石，铁蹄形肾结石，移植肾合并结石，各种鹿角形肾结石，输尿管上段 L_4 以上、梗阻较重或长径>1.5cm 的大结石；或因息肉包裹及输尿管迂曲、ESWL 无效或输尿管镜置镜失败的输尿管结石等。

（2）禁忌证。

①凝血异常者：未纠正的全身出血性疾病；服用阿司匹林、华法林等抗凝药物者，需停药 2 周，复查凝血功能正常才可以进行手术。

②未控制的感染：合并肾积脓者，先行肾穿刺造瘘，待感染控制后，行Ⅱ期 PCNL。

③身体状态差，严重心脏疾病和肺功能不全，无法承受手术者。

④未控制的糖尿病和高血压者。

⑤脊柱严重后凸或侧凸畸形、极度肥胖或不能耐受俯卧位者为相对禁忌证，可以采用仰卧、侧卧或仰卧斜位等体位进行手术。

（3）PCNL 技术特点：PCNL 技术的核心是建立并维持合理的经皮肾通道。合理的经皮肾通道的基本组成为：皮肤—肾皮质—肾乳头—肾盏—肾盂。皮肤穿刺点多选在第 12 肋下至第 10 肋间腋后线到肩胛下线之间的区域，经肾的背外侧少血管区域（Brodel 线）进入肾实质，出血的风险较低。至于穿刺肾的上、中、下盏，要便于操作，能最大限度地取出肾结石。

PCNL 分为Ⅰ期和Ⅱ期。Ⅰ期 PCNL 是建立通道后马上进行碎石，适用于各种肾结石；Ⅱ期 PCNL 是在建立通道 5~7 天后再行碎石，适用于合并感染、肾后性肾功能不全者需要引流者；Ⅰ期操作出血明显或残余结石者。Ⅰ期的优点是一次操作、患者痛苦小、住院时间短、费用低，结石是否合并肾积水都可进行。缺点是容易出血、视野不清，由于窦道未形成，操作鞘脱出后容易失败。Ⅱ期手术的优点是窦道已经形成，出血少、视野清晰。缺点是患者治疗时间长，对于不积水的肾结石不易建立通道，而且由非手术医生建立的皮肾通道可能不是最佳通道，不利于术者操作。

通道的大小可以 F14~F30。一般将 F14~F20 称为微通道 mPCNL，F22~F24 称为标准通道，F26~F30 称为大通道。超微通道 PCNL 是近几年来逐渐流行起来的一种新兴技术，按通道直径从小到大依次包括 Micro PCNL（<F5）、Super-miniPCNL（F7）（SMP）、Mini-micro PCNL（F7）和 Ultra mini PCNL（UMP）（F11~F13）。大多数肾结石可以通过单个通道治疗，对于复杂肾结石可以建立两个或多个通道。

（4）术前准备。

①影像学检查：术前需要进行必要的影像学检查，包括 KUB/IVP 加 CT 平扫，或 KUB 加 CT 增强。术前需要明确肾结石的数目、大小、分布，并对肾及周围器官的解剖进行仔细评估，以选择最佳穿刺通道，以避免并发症的发生。

②控制感染：尿常规异常、与结石有关的发热者，需要控制感染。治疗前应根据尿培养药敏试验选择敏感的抗生素，即使尿培养阴性，手术当天也应选用广谱抗生素预防感染。

③签署患者知情同意书：虽然 PCNL 是一种微创手术，但它仍然存在一定风险，手术前应将残余结石、出血、周围器官损伤、情况严重时需中转开放手术，甚至需要行肾切除等情况以书面的形式告知患者及其家属。

（5）Ⅰ期 PCNL 手术步骤。

①麻醉：连续硬膜外麻醉，或蛛网膜下腔麻醉联合连续硬膜外麻醉，或全身麻醉。

②留置输尿管导管：膀胱镜下留置 F5~F7 输尿管导管。作用一是向肾盂内注水造成人工“肾积水”，利于经皮肾穿刺，对于不积水的肾结石病例更有作用；注入造影剂使肾盂肾盏显影，指导 X 线引导穿刺针。二是指导肾盂输尿管的位置。三是碎石过程中防止结石碎块进入输尿管。四是碎石过程中，通过输尿管导管加压注水，利于碎石排出。

③体位：多采用俯卧位，但俯卧位不便于施行全身麻醉。也可采用侧卧位、斜侧卧位。

④定位：建立经皮肾通道需要 B 超或 X 线定位。X 线的优点是直观；缺点是有放射性，而且不能观察穿刺是否损伤周围脏器。B 超的优点是无辐射、可以实时监测穿刺避免周围脏器损伤、熟练掌握后穿刺成功快；术中还能明确残余结石位置，指导寻找结石，提高结石取净机会；缺点是不够直观，需要经过特殊培训才能掌握。

⑤穿刺：穿刺点可选择在第 12 肋下至第 10 肋间腋后线到肩胛线之间的区域，穿刺经后组肾盏入路，方向指向肾盂。对于输尿管上段结石、肾多发性结石及合并输尿管肾盂的接合处 UPJ 狭窄需同时处理者，可首选经肾后组中盏入路，通常选择第 11 肋间腋后线和肩胛下线之间的区域作穿刺点。穿刺上、下组肾盏时，需注意可能会发生胸膜和肠管的损伤。穿刺成功后，有尿液溢出。将导丝经穿刺针送入肾盂。该导丝在 PCNL 中具有重要作用，在随后的操作中，必须保持导丝不脱出。撤掉穿刺针，记住穿刺针的方向和穿刺深度。

⑥扩张：用扩张器沿导丝逐级扩张至所需要的管径。扩张器进入的方向要与穿刺针进入的方向一致。扩张器进入的深度不能超过穿刺针进入的深度。否则，进入过深容易造成肾盂壁的损伤或穿透对侧肾盂壁，造成出血，而且无法用肾造瘘管压迫止血。扩张器可使用筋膜扩张器、Amplatz 扩张器、高压球囊扩张器或金属扩张器扩张，具体使用哪种扩张器及扩张通道的大小，必须根据医师的经验及当时具备的器械条件决定。扩张成功后，将操作鞘置入肾盏。

⑦腔内碎石与取石：较小结石可直接取出，较大结石可利用钬激光、气压弹道、超声、液电器械等击碎。碎石过程中需保持操作通道通畅，避免肾盂内压力增高，造成水中毒或菌血症。碎石可用冲洗和钳取方式取出。带吸引功能的超声气压弹道碎石器可在碎石同时吸出结石碎片，使肾内压降低，尤其适用于体积较大的感染性结石患者。根据情况决定是否放置双 J 管。手术结束时留置肾造瘘管可以压迫穿刺通道、引流肾集合系统、减少术后出血和尿外渗，有利于再次处理残石，而且不会增加患者疼痛的程度和延长住院的时间。有些医生尝试术后不留置造瘘管，对于初学者不适用。

⑧术后处理：监测生命体征和引流液颜色，防治水中毒、感染等。术后 1 天复查 KUB，如无残余结石，可于术后 1～2 天拔除肾造瘘管。如存在残余结石，根据情况进行Ⅱ期 PCNL 或多通道 PCNL 或联合 ESWL、残余尿酸胱氨酸结石可通过造瘘管进行溶石治疗。

（6）常见并发症及其处理。

①肾实质出血：是Ⅰ期经皮肾镜操作的常见并发症。通常为静脉性出血。

术中肾实质出血常可通过操作鞘压迫控制，如术中出血严重，应停止手术，用气囊导管压迫控制，择期行Ⅱ期手术。术后出血可夹闭肾造瘘管，通常出血可得到控制。如出血较多，需要及时输血。动脉性出血较严重，如出血不能得到控制，血红蛋白进行性下降者，可行动脉造影检查，必要时行选择性肾动脉栓塞，若出血凶险难以控制，应及时改开放手术，以便探查止血，必要时切除患肾。

②邻近脏器损伤：肋间穿刺可能损伤胸膜、肝、脾，利用超声引导穿刺可以避免。一旦发现患者出现胸痛、呼吸异常、怀疑气胸或液气胸，应立即停止手术，留置肾造瘘管并保持引流通畅，留置胸腔闭式引流。穿刺位点偏下或偏前，可能损伤肠管。重在预防和及时发现，并做出符合外科原则的处理。

③集合系统穿孔：操作中器械移动幅度过大、碎石器械损可造成集合系统穿孔，如保持操作通道通畅，小的穿孔可不必处理。如穿孔造成出血、水吸收等应停止手术，放置输尿管支架管及肾造瘘管，充分引流。择期行Ⅱ期手术。

④稀释性低钠血症：手术时间过长、高压灌注造成水吸收过多所致。停止手术，急查电解质，给予高渗盐水、利尿、吸氧等治疗可缓解。

⑤尿源性脓毒血症：是 PCNL 术后第二大主要并发症，重则危及生命。防止术后发生严重尿源性脓毒血症性休克关键在于：术前严格控制尿路感染，术中保持较低肾盂内压和控制手术时间，术后早期发现、建立预警机制和及早干预。女性、术前尿培养阳性和合并糖尿病是术后发生尿源性脓毒血症的高危因素，术前应用敏感抗生素至尿培养转阴或尿白细胞计数基本正常，调整血糖至合理水平；术中如果发现肾盂内尿液浑浊或为脓性，立即停止手术，单纯行肾造瘘术。术中根据 PCNL 通道大小，调整灌洗液压力和流量，避免肾盂内高压。手术时间尽量控制在 2 小时以内。术后应高度警惕尿源性脓毒血症的发生，密切监测生命体征，术后 2 小时血白细胞计数和动态监测血降钙素原水平有助于早期预测尿源性脓毒血症的发生。如果术后 2 小时血白细胞计数 $<2.85\times10^9$ 个/L，应及时干预，应用碳青霉烯抗生素、小剂量皮质激素和液体复苏，保持肾造瘘引流通畅。一旦出现休克征象，及时转 ICU 进行治疗，包括去甲肾上腺素的应用和心肺功能的支持等。

（7）开展 PCNL 的注意事项：PCNL 是一项技术要求很高的操作，需要术者具有相当的专业技术和经验，应在有条件的医院施行。开展 PCNL 前，应利用模拟器械、动物手术等进行模拟训练。开展手术早期宜选择简单病例，如单发肾盂结石合并中度以上肾积水，患者体形中等，无其他伴随疾病。复杂或体积过大的肾结石手术难度较大，应在经验丰富的医生指导下手术。合并肾功能不全者或肾积脓先行经皮肾穿刺造瘘引流，待肾功能改善及感染控制后再Ⅱ期取石。完全鹿角形肾结石可分期多次多通道取石，但手术次数不宜过多（一般单侧取石不超过3次），每次手术时间不宜过长，需视患者耐受程度而定。

3. 输尿管肾镜碎石

虽然直径<2cm的肾结石首选ESWL治疗，但随着输尿管镜技术的发展，近年来利用逆行输尿管肾镜（RILRS）成功治疗肾结石，与ESWL相比，RIRS虽然是有创治疗，但其碎石效果精确、彻底。RIRS主要利用软输尿管镜。软输尿管镜型号F7.5左右，容易达到肾盂。为了观察到全部肾盏，需要X线透视辅助。

（1）适应证：直径<2cm的肾结石。尤其适用于ESWL定位困难的、X线阴性肾结石，ESWL治疗效果不好的嵌顿性肾下盏结石和坚韧结石，极度肥胖、严重脊柱畸形建立PCNL通道困难者，不能停用抗凝药物者及肾盏憩室内结石。

（2）禁忌证：不能控制的全身出血性疾病。未控制的泌尿道感染。严重的心肺功能不全，无法耐受手术。严重尿道狭窄及输尿管狭窄。严重髋关节畸形，截石位困难。

（3）术前准备：与PCNL相似，主要内容包括通过KUB/IVP和CT精确定位结石，术前控制尿路感染，预防性应用抗生素等。

（4）操作方法：采用逆行途径，向输尿管插入导丝，经输尿管硬镜或者软镜镜鞘扩张后，软输尿管镜沿导丝进入肾盂并找到结石。使用200μm软激光传导光纤，利用钬激光将结石粉碎成易排出的细小碎粒。部分较大碎石可利用镍制套石网篮取出。使用输尿管软镜配合200μm可弯曲的（钬激光）纤维传导光纤，可以到达绝大多数的肾盏。肾盏盏颈狭窄者，可以利用钬激光光纤切开狭窄的盏颈，再行碎石。

钬激光配合200μm的纤维传导光纤，是目前逆行输尿管软镜治疗肾结石的最佳选择。综合文献报道，结石清除率为71%~94%。逆行输尿管软镜治疗肾结石可以作为ESWL和PCNL的有益补充。

（5）逆行输尿管软镜治疗肾结石的影响因素。

①结石的大小：结石的大小与碎石后清除率成负相关。对于大的肾结石，手术的时间和风险会相应增加。直径>2cm的肾结石，碎石时间常常需要1小时以上，术者和患者应有充分的思想准备并密切配合。

②肾盂肾下盏夹角：当肾盂肾下盏夹角过小，如<90°时，将会影响输尿管镜末端的自由转向，从而影响激光光纤抵达部分结石，影响碎石效果。

③软输尿管肾镜的技术要求非常高，需要术者具备相当的腔镜操作经验。

（6）并发症及其处理：近期并发症包括败血症、“石街”形成、输尿管损伤、尿路感染等，发生率为5%~9%。

输尿管撕脱为较严重的并发症，可采用自体肾移植或肠代输尿管治疗。导丝的应用和 X 线透视辅助对预防输尿管撕脱有帮助。如操作中发现输尿管阻力大或发现输尿管裂伤明显，应及时终止手术。

发现输尿管穿孔，可留置输尿管支架管 2 周。

远期并发症主要是输尿管狭窄，发生率约为 1%，与所用器械和术者经验显著有关。

4. 开放手术或腹腔镜手术取石

近年来，随着体外冲击波碎石和腔内泌尿外科技术的发展，特别是经皮肾镜和输尿管镜碎石取石术的广泛应用，开放性手术在肾结石治疗中的运用已经显著减少。在某些医院，肾结石病例中开放手术仅占 1%～5.4%。但是，开放性手术取石在某些情况下仍具有极其重要的临床应用价值。

（1）适应证

①ESWL、PCNL、URS 手术或治疗失败，或上述治疗方式出现并发症需开放手术处理。

②骨骼系统异常不能采取 ESWL、PCNL、URS 体位者。

③肾结石合并解剖异常者，如肾盂输尿管连接部狭窄、漏斗部狭窄、肾盏憩室等。这些解剖异常需要在取石同时进行处理。

④异位肾、马蹄肾等不易行 ESWL、PCNL、URS 等手术者。

⑤同时需要开放手术治疗其他疾病。

⑥无功能肾需行肾切除。

⑦小儿巨大肾结石，开放手术简单，只需一次麻醉。

（2）手术方法：包括肾盂切开取石术、肾盂肾实质联合切开取石术、无萎缩性肾实质切开取石术、无功能肾切除术和肾部分切除术、肾盂输尿管连接部成形术等。这些手术方式现在基本可以通过腹腔镜手术来完成。一般来说，腹腔镜手术比开放手术出血少、并发症少、住院时间短、恢复快，但手术时间较长。腹腔镜手术需要经过专门培训，还需要完善的设备支持。

（四）特殊情况的治疗

1. 鹿角形肾结石

是指充满肾盂和至少 1 个肾盏的结石。部分性鹿角状结石仅仅填充部分集合系统，而完全性鹿角状结石则填充整个肾集合系统。新发的鹿角形肾结石都应该积极地治疗，患者必须被告知积极治疗的益处与相关的风险。在大多数的情况下，PCNL 应作为首选的治疗手段；若肾解剖正常，体积小的鹿角形肾结石可考虑单用 ESWL 治疗，碎石前应先保证充分的引流；若结石无法通过合理次数的微创技术处理，可考虑采用开放手术。

鹿角形肾结石以单通道的经皮肾取石术有时无法清除所有结石，可以建立第 2、3 条微创经皮肾通道，进行多通道碎石取石术。多通道的建立时间，通常在第 1 通道变为成熟通道的基础上才可以进行，一般在Ⅰ期手术后 5~7 天。对于操作熟练者如手术顺利，可一期进行多通道穿刺。由于第 2、3 通道仅需扩张至 F14~F18，损伤和出血的危险较小，安全性较高。多通道形成后可加快取石的速度，提高对鹿角形肾结石的清除能力。

完全性鹿角形肾结石可分期多次取石，对巨大的结石可采用多通道取石，但手术的次数不宜过多（一般单侧取石≤3 次），每次手术的时间不宜过长。必要时需视患者的耐受程度和医生的经验，联合应用 ESWL 辅助或 PCNL-ESWL-PCNL“三明治疗法”。

若无很好的条件和经验开展 PCNL，鹿角形结石可采用开放性手术治疗。可以选择的手术包括扩大的肾盂肾盏切开取石术、无萎缩性肾实质切开取石术、复杂的放射状肾实质切开术和低温下肾手术。

2. 马蹄肾肾结石

可采用 PCNL，也可采用开放手术取石。马蹄肾的两肾下极多在脊柱前方融合成峡部，输尿管与肾盂高位连接，伴有肾旋转不良，各组肾盏朝向背侧。因肾的位置较正常低，肾上极更靠后外侧，故穿刺时多从背部经肾上盏或肾中盏入路。由于输尿管上段在峡部前侧位跨越行走并与肾盂连接，UPJ 处成坡状，肾盏漏斗部狭长，造成术后残石很难自行排出，尤其是肾下盏结石，所以手术中应尽量清除所有结石，必要时进行多通道碎石取石术。如果 UPJ 的高位连接未造成明显的功能性梗阻，一般可不予处理。

马蹄肾结石如需行 ESWL，应根据肾在体表的投影，采取俯卧位行 ESWL 治疗（即冲击波从前腹进入体内）。

3. 孤立肾肾结石

孤立肾患者由于代偿性肾增大，肾皮质厚，在 PCNL 手术中，穿刺、扩张时容易出血。可采用微造瘘 mPCNL，建立 F14~F18 皮肾通道，对肾皮质的损伤减少、出血的概率较低。另外，分两期手术较安全。手术的关键在于解除梗阻，改善肾功能，采用合理的通道大小和取石次数。对于难以取净的残石可术后结合 ESWL 治疗。每次治疗后必须监测肾功能的变化，治疗间隔的时间适当延长。

若无很好的条件和经验开展 PCNL，也可采用开放手术取石。

4. 移植肾肾结石

移植肾为孤立功能肾，患者长期服用免疫抑制剂，抵抗力低下，合并肾结石时应采取创伤小、效果确切的治疗方法。推荐肾移植伴有肾结石的患者采用

ESWL 和 PCNL 治疗。由于移植肾位于髂窝，位置表浅，经皮肾穿刺容易成功。

移植肾及输尿管均处于去神经状态，因此，可以在局部麻醉+静脉镇痛下进行手术。一般来说，患者采用仰卧位。但是，如果合并输尿管狭窄，则采用截石位。

移植肾的输尿管膀胱吻合口多位于膀胱顶侧壁，输尿管逆行插管不易成功。术中可先 B 超定位，穿刺成功后注入造影剂，然后在 X 线定位下穿刺目标肾盏。

手术时间不宜过长，出血明显时应待Ⅱ期手术取石。

5. 肾盏憩室结石

肾盏憩室结石可采用 PCNL 或逆行输尿管软镜来处理。后腹腔镜手术也可用于治疗肾盏憩室结石。通常不采用 ESWL 治疗，因为肾集合系统和憩室之间的连接部相对狭窄，即使碎石效果较好，结石仍有可能停留在原处而无法排出。

mPCNL 治疗时，术中经预置的导管逆行注入亚甲蓝帮助寻找狭小的漏斗部开口，取石后将狭窄部切开或扩张，并放置 1 根 F6 双 J 形管，并留置 30 天。

6. 盆腔肾肾结石

对于肾位于盆腔的患者，推荐使用 ESWL 治疗。PCNL 的难度大，一般不宜采用，必要时可采取开放手术或腹腔镜手术。

7. 髓质海绵肾结石

海绵肾表现为部分肾髓质集合管的囊状扩张，形成的结石一般位于肾乳头的近端，结石细小呈放射状分布。只要结石不引起梗阻，一般不需处理其肾结石。经皮肾取石术难以处理此类结石，而且极易损伤肾乳头，日后形成的瘢痕会造成集合管的梗阻。较大的结石或结石排至肾盂或肾盏引起梗阻时，可采用 ESWL、RIRS 或 PCNL 治疗。口服枸橼酸制剂及维生素 B_6 增加液体的摄入以抑制结石的生长。

8. 小儿肾结石

一般可用 ESWL 治疗，因小儿的代偿能力较强，排石能力较成人强，单纯碎石的指征较成人稍宽。若结石较大而梗阻不严重，应先置双 J 形管后碎石；如碎石效果不佳或结石梗阻严重，则可采取微创经皮肾取石解决。一般情况下不宜双侧同时碎石或经皮取石。

9. 过度肥胖的患者

对于过度肥胖的患者，患者皮肤至结石的距离过大，ESWL 定位困难，因而不易成功，推荐选用 PNL 或开放手术。标准经皮肾取石术使用的肾镜太短，不适合这类患者的手术操作，过去曾被认为是手术的禁忌证。但是，微创经皮肾取石术由于使用了长而纤细的内镜，只需在扩张通道时使用加长的工作鞘。

肥胖患者对俯卧位耐受差，易发生通气障碍，体位可采用患侧垫高45°的斜仰卧位，患者相对更易耐受手术。必要时可采取气管插管全身麻醉。

由于皮肾通道较长，留置的肾造瘘管术后容易脱出，可以放置F14～F16的末端开口的气囊导尿管，向外轻轻牵引后皮肤缝线固定。X线透视下注入造影剂，确保气囊位于肾盏内。

（五）结石治疗的注意事项

1. 双侧上尿路结石的处理原则

双侧上尿路同时存在结石约占结石患者的15%，传统的治疗方法一般是对两侧结石进行分期手术治疗，随着体外碎石、腔内碎石设备的更新与泌尿外科微创技术的进步，对于部分一般状况较好、结石清除相对容易的上尿路结石患者，可以同期微创手术治疗双侧上尿路结石。

双侧上尿路结石的治疗原则为：①双侧输尿管结石，如果总肾功能正常或处于肾功能不全代偿期，血肌酐值<178.0μmol/L，先处理梗阻严重一侧的结石；如果总肾功能较差，处于氮质血症或尿毒症期，先治疗肾功能较好一侧的结石，条件允许，可同时行对侧经皮肾穿刺造瘘，或同时处理双侧结石。②双侧输尿管结石的客观情况相似，先处理主观症状较重或技术上容易处理的一侧结石。③一侧输尿管结石，另一侧肾结石，先处理输尿管结石，处理过程中建议参考总肾功能、分肾功能与患者一般情况。④双侧肾结石，一般先治疗容易处理且安全的一侧，如果肾功能处于氮质血症或尿毒症期，梗阻严重，建议先行经皮肾穿刺造瘘，待肾功能与患者一般情况改善后再处理结石。⑤孤立肾上尿路结石或双侧上尿路结石致急性梗阻性无尿，只要患者情况许可，应及时外科处理，如不能耐受手术，应积极试行输尿管逆行插管或经皮肾穿刺造瘘术，待患者一般情况好转后再选择适当治疗方法。⑥对于肾功能处于尿毒症期，并有水电解质和酸碱平衡紊乱的患者，建议先行血液透析，尽快纠正其内环境的紊乱，并同时行输尿管逆行插管或经皮肾穿刺造瘘术，引流肾，待病情稳定后再处理结石。

2. 合并尿路感染的结石的处理原则

由于结石使尿液淤滞易并发感染，同时结石作为异物促进感染的发生，两者可相互促进，对肾功能造成严重破坏。在未去除结石之前，感染不易控制，严重者可并发菌血症或脓毒血症，甚至危及生命。

所有结石患者都必须进行菌尿检查，必要时行尿培养。当菌尿试验阳性，或者尿培养提示细菌生长，或者怀疑细菌感染时，在取石之前应该使用抗生素治疗，对于梗阻表现明显、集合系统有感染的结石患者，需进行置入输尿管支架管或经皮肾穿刺造瘘术等处理。

上尿路结石梗阻并发感染，尤其是急性炎症期的患者不宜碎石，否则易发生炎症扩散甚至出现脓毒血症，而此类患者单用抗生素治疗又难以奏效，此时亦不宜行输尿管镜取石。通过经皮肾微穿刺造瘘及时行梗阻以上尿路引流可减轻炎症，使感染易于控制，避免感染及梗阻造成肾功能的进一步损害。经皮肾微穿刺造瘘术的应用扩大了体外冲击波碎石及腔镜取石的适应证，可减少并发症，提高成功率，两者合并应用是上尿路结石梗阻伴感染的理想治疗方法。

结石并发尿路真菌感染是临床治疗的难点，常见于广谱抗生素使用时间过长。出现尿路真菌感染时，应积极应用敏感的抗真菌药物。但是，全身应用抗真菌药物毒副作用大，可能加重肾功能的损害，采用局部灌注抗真菌药治疗上尿路结石并发真菌感染是控制真菌感染的好方法。

3. 残石碎片的处理

残石碎片常见于 ESWL 术后，也可见于 PCNL、URS 术及复杂性肾结石开放取石术后，最多见于下组肾盏。结石不论大小，经 ESWL 治疗后都有可能形成残石碎片。结石残余物的直径不超过 4mm，定义为残余碎片，直径≥5mm 的结石则称为残余结石。

残石碎片可导致血尿、疼痛、感染、输尿管梗阻及肾积水等并发症的发生。无症状的肾残余结石增加了结石复发的风险，残石可以为新结石的形成提供核心。感染性结石的患者在进行治疗后，如伴有结石残留，则结石复发的可能性更大。对于无症状、石块不能自行排出的患者，应该依据结石情况进行相应的处理。有症状的患者，应积极解除结石梗阻，妥善处理可能出现的问题；同时应采取必要的治疗措施以消除症状。有残余碎片或残余结石的应定期复查以确定其致病因素，并进行适当预防。

关于“无临床意义的残石碎片”的定义存在很多争论。对伴有残余结石碎片的患者，长期随访研究表明，随着时间延长，残片逐渐增大，结石复发率增加，部分患者需重复进行取石治疗。

对下组肾盏存在结石或碎片且功能丧失的患者，下极肾部分切除术可以作为治疗选择之一。对于上、中组肾盏的结石，可采用输尿管软镜直接碎石。经皮化学溶石主要适用于含有磷酸镁铵、碳酸盐、尿酸及胱氨酸和磷酸氢钙的结石。

对于残余结石直径＞20mm 的患者，可采用 ESWL 或 PCNL 治疗，在行 ESWL 前，推荐置入双 J 形管，可以减少结石在输尿管的堆积，避免出现“石街”。

4. “石街”的治疗

“石街”为大量碎石在输尿管与男性尿道内堆积没有及时排出，因而堆积形成，阻碍尿液排出，以输尿管“石街”为多见。

输尿管“石街”形成的原因有：①一次粉碎结石过多。②结石未能粉碎为很小的碎片。③两次碎石间隔时间太短。④输尿管有炎症、息肉、狭窄和结石等梗阻。⑤碎石后患者过早大量活动。⑥ESWL 引起肾功能损害，排出碎石块的动力减弱。⑦ESWL 术后综合治疗关注不够。如果“石街”形成 2 周后不及时处理，肾功能恢复将会受到影响；如果“石街”完全堵塞输尿管，6 周后肾功能将会完全丧失。

在对较大的肾结石进行 ESWL 之前常规放置双 J 形管，“石街”的发生率大为降低。无感染的“石街”可继续用 ESWL 治疗，重点打击“石街”的远侧较大的碎石。对于有感染迹象的患者，给予抗生素治疗，并尽早予以充分引流，常采用经皮肾穿刺造瘘术，通常不宜放置输尿管支架管。待感染控制后，行输尿管镜手术，可联合 PCNL。

5. 妊娠合并结石的治疗

妊娠合并尿路结石较少见，发病率小于 0.1%，其中，妊娠中、晚期合并泌尿系结石较妊娠早期者多见。妊娠合并结石的临床表现主要有腰腹部疼痛、恶心呕吐、膀胱刺激征、肉眼血尿和发热等，与非妊娠期症状相似，且多以肾绞痛就诊。

鉴于 X 线对胎儿的致畸等影响，妊娠合并结石患者禁用放射线检查包括 CT。MRI 检查对肾衰竭患者及胎儿是安全的，特别是结石引起的肾积水，采用磁共振泌尿系水成像（MRU）能清楚地显示扩张的集合系统，能明确显示梗阻部位。B 超对结石的诊断准确率高且对胎儿无损害，可反复应用，为首选的方法。通过 B 超和尿常规检查结合临床表现诊断泌尿系结石并不困难。

妊娠合并结石首选保守治疗，禁止行 ESWL（无论是否为 B 超定位）。应根据结石的大小、梗阻的部位、是否存在着感染、有无肾实质损害及临床症状来确定治疗方法。原则上对于结石较小、没有引起严重肾功能损害者，采用综合排石治疗，包括多饮水、适当增加活动量、输液利尿、解痉、镇痛和抗感染等措施促进排石。

对于妊娠的结石患者，保持尿流通畅是治疗的主要目的。通过局部麻醉下经皮肾穿刺造瘘术、置入双 J 形管或输尿管支架等方法引流尿液，可协助结石排出或为以后治疗结石争取时间。妊娠期间麻醉和手术的危险很难评估，妊娠前 3 个月（早期）全身麻醉会导致畸胎的概率增加，但是，一般认为这种机会很小。提倡局部麻醉下留置输尿管支架，建议每 2 个月更换 1 次支架管，以防结石形成被覆于支架管。肾积水并感染积液者，妊娠 22 周前在局部麻醉及 B 超引导下进行经皮肾造瘘术为最佳选择，引流的同时尚可进行细菌培养以指导治疗。与留置输尿管支架管一样，经皮肾穿刺造瘘也可避免在妊娠期进行对妊娠影响较大的碎石和取石治疗。

（六）肾结石治疗技术现状

1. 双镜联合治疗肾结石

双镜联合多数是指经皮肾镜联合输尿管软镜，国外文献定义为 ECIRS，也就是 PCNL 和 RIRS 两种手术的联合。RIRS 的作用有两个方面：一是在输尿管软镜直视下顺行或逆行经皮肾穿刺，建立经皮肾通道；二是清除与 PCN 通道平行盏的结石。国内文献报道双镜联合治疗复杂性肾结石，多是先放好软镜引导鞘，再更改患者体位，在超声或 X 线引导下行经皮肾穿刺建立经皮肾通道，最后应用经皮肾镜和输尿管软镜碎石。所采取的体位有俯卧位和斜仰卧截石位。以上描述的是严格意义上的一期双镜联合手术。ECIRS 手术具有清石率高和并发症少的优点。

2. 腔内治疗发生出血的风险管控

（1）发生出血并发症风险低的治疗方法：膀胱镜检、软膀胱镜检、输尿管插管、输尿管支架拔除、输尿管镜检。

（2）发生出血并发症风险高的治疗方法：SWL、PCNL、经皮肾造瘘。

（3）高危人群暂停抗血栓治疗或行替代治疗都必须征询内科医生的意见。

（4）如果抗血栓治疗不能停，但是结石必须清除，推荐选择输尿管镜或输尿管软镜手术。

（5）与心脏科医师一起评估血栓栓塞的风险，结合结石手术出血的风险，在术前停用抗血小板药物和抗凝血药物，停药期间可换用其他双抗药物，如低分子肝素。术后 24~72 小时内恢复使用。

3. 肾结石治疗技术发展的方向

三维 CT 引导、增强现实（AR）技术和追踪导航技术应用于经皮肾穿刺，能够对肾及结石的三维结构有着更加直观的认识，有利于合理选择穿刺入路及通道的分布，穿刺也更加精准。另外，随着输尿管软镜技术的普及，RIRS 手术广泛开展，双镜联合即 ECIRS 手术将是治疗复杂性肾结石的首选方法。大通道和多通道的应用将会变得越来越少，微创经皮肾通道、单通道或双通道联合 RIRS 具有损伤小、双向引流导致的低肾盂内压和结石清除率高的优点，术后并发出血和严重感染的风险将会得到有效控制。

第六章
肾感染性疾病

第一节　肾脓肿

一、病因及发病机制

肾脓肿或痈是化脓性物质积聚局限于肾实质形成的。抗生素时代来临之前，80%的肾脓肿是由葡萄球菌血行播散引起。虽然临床数据证明了葡萄球菌血播散后容易在正常肾形成脓肿，但从广泛使用抗生素以来，革兰阳性菌形成的脓肿逐渐减少。

自 1970 年后，大部分成人肾脓肿由革兰阴性菌引起。革兰阴性菌血行播散至肾可以引起肾脓肿，但这似乎不是革兰阴性菌肾脓肿形成的主要途径。临床上没有证据说明大多数肾脓肿形成之前出现革兰阴性菌败血症。而且，在动物体内引起血行性革兰阴性菌肾盂肾炎实际上是不可能的，除非肾有损伤或者完全梗阻。部分梗阻的肾和正常的肾都可以阻止血液中革兰阴性菌的入侵。这样，因前驱感染或结石形成的肾小管阻塞从而导致的上行性感染似乎是革兰阴性菌脓肿形成的主要途径。成人患者中 2/3 的革兰阴性菌脓肿与肾结石或肾损伤有关。虽然肾盂肾炎与膀胱输尿管反流的关系已经被证实，但肾脓肿与膀胱输尿管反流的关系的报道还是较少。但是，最近的研究提示反流与肾脓肿有着密切的联系，且在尿路灭菌后反流仍长期存在。

二、临床表现

患者表现为发热、寒战、腹痛或腰痛，有时可有体重减轻，也可以出现膀胱炎的症状。偶尔这些症状表现不明显，直到手术探查时才能明确诊断，有些严重病例甚至需要尸检。全面的病史采集可以发现泌尿道感染症状前 1～8 周，可有革兰阳性菌感染的可能。感染的起源可以是身体的任何部位。多发性皮肤痈和静脉药物滥用可以将革兰阳性菌带入血液。其他常见的部位有口腔、肺和膀胱。与阻塞、结石、妊娠、神经源性膀胱和糖尿病有关的复杂性尿路感染的患者容易形成肾脓肿。

三、辅助检查

1. 实验室检查

患者血白细胞计数显著升高。血培养通常阳性。脓尿和细菌尿不是很明显，除非脓肿与集合系统有交通。因为革兰阳性菌大部分是血源性的，所以这些病例的尿培养一般是无细菌生长，或生长出的细菌与脓肿中分离出来的不同。当脓肿含有革兰阴性菌时，尿培养通常培养出与脓肿中分离出来相同的细菌。

2. 影像学检查

尿路成像的结果取决于感染的性质和持续的时间。区分早期肾脓肿和急性肾盂肾炎是比较困难的，因为早期肾脓肿大部分较小。从急性细菌性肾炎发展至肾脓肿，或肾已经被外部感染所波及的患者，影像学检查可以显示患肾增大伴肾轮廓变形。肾在吸气和呼气相固定不变以及同侧的腰大肌影明显消失。常可见脊柱向患侧侧弯。如果肾病变继续发展，肾图显示延迟甚至缺失。当脓肿较局限时，检查所见可以与急性局灶性细菌性肾炎相似。

慢性脓肿通常表现为肾占位，肾盏边界不清或变形甚至截断。肾断层造影术经常可以看到低密度的病变区。有时尽管存在肾脓肿，排泄性尿路造影可以正常，特别是当脓肿在肾前后部而没有损伤到实质或集合系统时。

超声和CT对于区分脓肿和其他肾炎症性疾病很有帮助。超声是检查肾脓肿最快速也最廉价的方法。在声波图上可以看见无回声或低回声的占位性病变伴声影增强。脓肿急性期边界不清，但组织中有一些回声并且周围的肾实质水肿。随后，可见边界清楚的肿块。但内部形态多样，包括实性透亮的光团和大量低回声区域。回声的高低取决于脓肿内细胞碎屑的量。气体会引起强回声影。很多病例不能区分脓肿与肿瘤。动脉造影极少被用来证实脓肿。肿块的中心或血管过多或无血管，在皮质边缘血管增多但无血管的移位及新生血管。

CT应该是肾脓肿首选的诊断性检查，因为它可以提供极好的组织图像。脓肿在CT对比剂增强前后都特征性地表现为边界清楚的病变区。这种表现一定程度上取决于脓肿形成的时间和严重程度。脓肿早期，CT显示肾增大和局部圆形信号减低区。感染出现后数天脓肿周围形成厚纤维壁。可以看见由坏死碎片引起的无圆形回声光团或低密度光团。慢性脓肿CT表现为邻近组织封闭、Gerota筋膜增厚、圆形或椭圆形的低信号光团和信号稍微增高的周围炎症壁，当使用对比剂增强扫描时形成指环征。指环征是由脓肿壁的血管增强后形成的。

四、诊断

根据病史、临床表现，结合辅助检查结果。

五、治疗

虽然经典的肾脓肿治疗方法是经皮肾穿刺或手术切开引流，但如果在病程的早期就开始静脉使用抗生素以及密切观察直径<3cm 的脓肿，有可能避免外科的处理。必要时在 CT 或超声的引导下穿刺针吸以区分脓肿与多血管的肿瘤。针吸后可以进行培养及根据培养结果使用恰当的抗生素。

经验性使用抗生素的选择取决于感染来源的推测。当怀疑是血源性播散，病原菌最常见是对青霉素耐药的葡萄球菌，因此选择含耐青霉素酶的青霉素类抗生素。如果患者有青霉素过敏史，推荐使用头孢菌素或万古霉素。由于尿路畸形引起的肾皮质脓肿与大部分典型的革兰阴性菌有关，应该经验性地使用第三代头孢菌素、抗假单孢菌青霉素或氨基糖苷类药物，直到明确细菌后行特异性治疗。患者应该连续进行超声或 CT 检查，直到脓肿消退。临床过程与此相反的病例应该怀疑是否误诊或感染不能控制并发展到肾周脓肿，抑或治疗中使用的抗生素病原菌耐药。

在免疫缺陷宿主中直径 3~5cm 及更小的脓肿或对抗生素治疗无反应的脓肿应该进行经皮穿刺引流。但是，对于大部分直径>5cm 的脓肿，手术切开引流仍是目前首选治疗手段。

第二节　肾周围脓肿

一、病因及发病机制

肾周围脓肿一般是由急性肾皮质脓肿溃破入肾周围间隙或从其他部位的感染经血行性播散形成。肾盂积脓的患者，特别是伴有肾结石的患者较易并发肾周围脓肿。肾周围脓肿的患者 1/3 是糖尿病患者。1/3 的肾周围脓肿病例是血源性播散引起的，通常来源于皮肤的感染，肾周血肿由于血源性途径或肾感染的直接扩散而继发感染。当肾周围感染通过 Gerota 筋膜破入肾旁间隙时，形成肾旁脓肿。肾旁脓肿也可以由肠道、胰腺或胸膜腔的感染性疾病引起。相反，肾周围或腰大肌脓肿可以是肠穿孔、克罗恩病或胸腰椎骨髓炎播散引起。

二、临床表现

临床表现症状的出现往往较隐匿。大部分肾周围脓肿患者超过 5 天才出现症状，而肾盂肾炎患者只有 10%。临床表现与肾盂肾炎患者相似，但超过 1/3 的患者无发热。1/2 的病例可在腹部或腰部触及肿块。如果患者同侧髋关节屈曲外旋和跛行，应该怀疑腰大肌脓肿。超过 75%病例的实验室检查特征包括白细胞计数增多、血肌酐升高和脓尿。Edelstein 等研究发现，只有 37%病例尿培养能确定肾周围脓肿的病原菌。血培养，特别是针对多种病原菌的培养，通常能确定肾周围脓肿的病原菌，但只有 42%的病例能确定所有致病菌。因此，根据尿培养和血培养的结果进行治疗是不够的。肾盂肾炎一般在恰当的抗生素治疗 4~5 天后有好转，肾周围脓肿则不然。因此，如果患者并发有尿路感染和腹部或腰部肿块，或抗生素治疗 4 天后仍持续发热，就应该怀疑肾周围脓肿。

三、诊断及鉴别诊断

（1）IVP 影像学检查排泄性尿路造影在 80%病例中可见异常，但无特异性。肾周围脓肿典型的影像学特征表现为腰大肌影消失、肾周围包块，并通常伴有肾轮廓模糊及膈升高或固定。脓肿较大时，影像学上可见低密度软组织影沿肾筋膜向骨盆延伸。继发于产气菌感染的肾周围脓肿，可见肾周围气泡聚集的气体影。

（2）CT 对于证实原发的脓肿有特殊的价值。在一些病例中脓肿局限在肾周围间隙，但也可扩散到腰间隙或腰大肌。CT 能够清楚地显示感染扩散到周围组织的路径的解剖细节。这些信息对于设计手术引流方式有帮助。超声表现多种多样的声像图，有的表现为整个肾几乎被无回声的团块所替代。

有的表现为与 Gerota 筋膜内正常脂肪的强回声混匀强回声积聚。有时腹膜或膈下感染可以扩散到 Gerota 筋膜外的肾旁脂肪，其隐匿发作的临床症状，如发热、腰部包块和压痛与肾周围脓肿的临床症状很难区分。但其无尿路感染表现。超声和 CT 通常能显示脓肿位于 Gerota 筋膜外。虽然抗生素治疗能有效地控制败血症和防止感染的扩散，但肾周围脓肿的主要治疗手段是引流，仅用抗生素治疗的成功病例报道很少。Thorley 等对 52 名肾周围脓肿患者详尽的分析支持这一观点。在这项研究中，1/2 患者入院时接受内科治疗，另外 1/2 则入院时接受外科治疗，65%入院时接受内科治疗的患者死亡，而只有 23%接受外科治疗的患者死亡。其死亡率反映了患者之间差异。那些入院时接受内科治疗的患者通常病情较重，体温较高，有更多的潜在性疾病和症状比较模糊，更重要的是，没有一名患者的入院诊断是肾周围脓肿，而 73%入院时接受外科治疗的患者入院时已经确诊。虽然71%患者最后还是接受了外科手术，但入院时接受内科治疗的患者诊断滞后，推迟了确切的治疗，最终导致较高的死亡率。

四、治疗

虽然对于无功能肾或感染严重的肾，手术切开引流肾造瘘是肾周围脓肿经典治疗方法，但肾超声和CT使经皮穿刺引流小的肾周围积脓成为可能。然而，Haaga和Weinstein认为对于脓腔较大并充满浓稠脓液的脓肿经皮穿刺引流是禁忌。

革兰染色可以辨别病原菌的类型，并指导抗生素治疗。应该立即使用一种氨基糖苷类药物加上一种抗葡萄球菌药物，如甲氧西林或苯唑西林。如果患者青霉素过敏，可以用头孢菌素或万古霉素。

肾周围脓肿引流后，一些潜在的问题必须处理。有些疾病，如肾皮质脓肿或肠道瘘需要引起注意。如果患者情况良好，肾盂积脓行肾切除术可以和肾周围脓肿的引流同时进行。在其他病例，最好首先引流肾周围脓肿，当患者情况改善后再纠正潜在问题或进行肾切除术。

肾周围脓肿与急性肾盂肾炎治疗的最大障碍在于诊断的滞后。Thorley等指出，最常见的误诊是急性肾盂肾炎。在他们的观察中，发现区分肾周围脓肿与急性肾盂肾炎的两个要素。

（1）大部分单纯性肾盂肾炎患者入院之前症状持续少于5天，而大部分肾周围脓肿患者则超过5天。

（2）一旦使用恰当的抗生素，急性肾盂肾炎的患者持续发热不会超过4天，而所有肾周围脓肿患者都至少5天，平均7天。Fowler和Perkins等记录了同样的结果。

接受血液透析的多囊肾患者特别容易从急性尿路感染发展为肾周围脓肿。在美国明尼阿波利斯市的肾病研究项目中，445名进行长期血液透析的患者中，5.4%患有多囊肾，33.3%出现过症状性尿路感染。8名（62.5%）患者发展成为肾周围脓肿，其中3名死亡。根据这项调查，所有尿路感染甚至发展成为肾周围脓肿的患者都早期快速地给予了恰当的抗生素治疗，当停用药物时这组患者都无发热也无症状。但随后，经过不同时间以后，其中的8名患者出现由肾周围脓肿引起的症状。

第三节 肾盂积脓

一、病因及发病机制

肾盂积水感染就是肾盂积水的肾发生细菌感染。肾盂积脓指的是与肾实质化脓性破坏有关的肾盂积水感染，且出现全部或几乎全部肾功能丧失。临床上很难明确肾盂积水感染到什么时候中止，而肾盂积脓从什么时候开始。肾盂积脓的快速诊断和治疗对于避免肾功能的永久性丧失和败血症是非常关键的。

二、临床表现

病情通常比较严重，出现高热、寒战，腰痛和腹部压痛。有的患者偶尔也可以仅表现为体温升高和定位不清的胃肠道不适。患者常有尿路结石、感染或手术史。如果输尿管完全梗阻，可以不出现细菌尿。

三、诊断及鉴别诊断

影像学检查肾盂积水感染的超声诊断取决于扩张的肾盂肾盏系统相关部分的内部回声。CT 检查无特异性，但可见肾盏增厚，肾周围脂肪紊乱和肾影呈条纹状。尿路成像可见尿路梗阻，其表现取决于梗阻的程度和持续时间。一般梗阻是长时间的，排泄性尿路造影显示肾盂积水的肾功能很差或无功能。超声显示肾盂积水和在扩张集合系统内的液性分离带。如果肾盂积水的肾实质内可见局部回声降低区，则提示肾盂积脓的诊断。

四、治疗

一旦诊断为肾盂积脓，就应该开始使用合适的抗生素治疗并对感染的肾盂进行引流。插入输尿管导管可以引流，如果梗阻不允许导管通过，则应该经皮肾造瘘插管进行引流。当患者在血流动力学稳定时，通常需要进行其他操作以明确和治疗发生梗阻的原因。

第七章

输尿管疾病

第一节　输尿管狭窄

一、病因

引起输尿管狭窄的常见原因包括缺血、手术或非手术创伤，输尿管周围纤维化以及先天性畸形等。

对输尿管狭窄进行恰当的病情评估和治疗对保护肾功能以及排除恶性肿瘤有着十分重要的意义。尽管输尿管移行细胞癌的典型 X 线表现为输尿管管腔内的充盈缺损或典型的酒杯征，但上述表现亦见于良性狭窄。此外，诸如宫颈癌、前列腺癌、卵巢癌、乳腺癌和结肠癌的远处转移也可出现输尿管的狭窄。虽然我们并不清楚输尿管狭窄在人群中的发病率，但是，输尿管凝结物以及对凝结物的相关处理是导致输尿管狭窄的危险因素。罗伯特及其研究小组对 21 位诊断为嵌顿性输尿管凝结物的患者进行评估发现，凝结物嵌顿时间>2 个月的患者发生狭窄的概率为 24%。任何经输尿管的内镜操作都有可能造成输尿管狭窄的发生。随着输尿管腔镜技术的进步，体积更小、顺应性更强且视野更清晰的设备不断涌现，这类腔内操作引起的损伤不断下降，并且长期并发症的发生率已降至 1%以下。其他造成输尿管良性狭窄的原因包括放射损伤、腹主动脉瘤、感染（如结核及血吸虫病）、子宫内膜异位症、创伤，包括经腹和经会阴手术。原因不明的输尿管狭窄患者应当进行 CT 检查以排除输尿管内恶性肿瘤或输尿管外部病变的压迫。

二、诊断方法和介入操作适应证

静脉肾盂造影和逆行造影能确定输尿管狭窄的位置和长度。此外，对病因尚未确定的患者可经输尿管镜进行组织活检。腔内超声是一种备选方法，它能够帮助描绘狭窄的特征并指导治疗，但通常并不选用。肾图能够了解分肾功能及评价功能性梗阻时肾单位的情况。在治疗前对肾功能进行评估是非常重要的，因为腔内泌尿外科操作要获得理论上的成功率至少需要同侧肾25%的肾单位功能良好。输尿管狭窄的诊断一旦成立，介入性操作的适应证，包括排除恶性疾病、挽救肾功能、反复发作的肾盂肾炎与功能性梗阻有关的疼痛。

1. 输尿管支架

输尿管支架对治疗绝大多数输尿管狭窄疗效确切，尤其是对腔内狭窄。总之，可以选择腔内输尿管狭窄进行内镜下治疗，而对于输尿管的腔外压迫选择经皮引流及手术治疗的方式更为妥当。不宜实施完全修复的患者或预后较差的患者，可以考虑长期应用支架或周期性改变支架的位置。必须对长期留置支架的患者进行监测，尤其是输尿管外压性狭窄的患者，因为不能达到长期通畅引流的目的。也可在输尿管中放置两根支架以保持尿路通畅，避免单个支架不能提供足够通畅引流的情况。

2. 逆行球囊扩张

逆行性扩张治疗输尿管狭窄已经成为历史。这一技术疗效不确切且通常需要定期反复扩张。20世纪80年代初期，血管造影和血管球囊技术被引入到泌尿外科领域，球囊扩张联合临时腔内支架技术成为了一种被认可的治疗方式。对于任何一个输尿管狭窄的患者，介入治疗的适应证包括严重的功能性梗阻。禁忌证为活动性感染或狭窄长度>2cm，因为在这种情况下单独使用扩张治疗的成功率极低。

如果使用经尿道途径容易通过狭窄部位，可以考虑逆行途径。通常，在电视监视下先行逆行肾盂造影以明确狭窄的部位和长度。再将一根软头导丝通过狭窄处到达肾盂。如果先置入一根顶端开口的导管到达狭窄部位，在导管引导下可以比较容易地放置亲水的软头导丝。将顶端开口的导管沿导丝放过狭窄部位，有利于进一步放置气囊导管。比较困难的情况下放置导丝的技术已有详细描述。

此时，撤出导管，用一高压4cm长、5~8mm宽的球囊代替，在电视监视下，将球囊在合适的位置穿过狭窄处导管置于狭窄处，然后开始扩张球囊。球囊的中部应该位于狭窄部分，在球囊扩张的过程中狭窄逐渐消失。扩张10分钟以后，排空气囊并将其退出。导丝原位不动用来引导支架，支架放置2~4周。随访的影像学检查包括静脉肾盂造影，超声或肾图。一般在支架取出1个月后进行，每6~12个月重复1次。偶尔单独应用监视器控制不能达到狭窄处，此时，可在输尿管镜直视辅助下放置导丝，此后就能按照上述的方法继续进行。

此外，可将排空的球囊放入输尿管镜中，在直视下行球囊扩张。

3. 顺行球囊扩张

有些时候，不可能通过逆行方式穿过狭窄部分。对于这些病例，可在监视器控制下通过顺行方式放置，联合应用或不联合应用直接顺行输尿管显像。建立经皮肾造瘘引流，对于并发感染和肾功能减退的患者，单用该手术能够治疗感染，同时使肾功能恢复到基线水平。手术完成以后，经皮穿刺的孔道可以作为监视器或输尿管内镜的引导途径。下面的过程类似于逆行途径。在监视器的引导下，应用顺行对比剂确定狭窄的部位和长度。通过顺行途径进行造影，可以确定狭窄的位置和长度。并通过此途径放入带有扩张球囊的软头导丝使其通过狭窄处，然后扩张球囊，直到狭窄段消失。在导丝引导下退出球囊并放入临时支架，同时保留肾造瘘管。在24~48小时内进行肾造口摄片以确保临时支架是否位于合适的部位，这时就可以拔除肾造瘘管。当然，也可通过临时或永久性的支架维持经皮肾造瘘通路，以便进行间断引流。

4. 内镜输尿管切开术

从输尿管狭窄治疗的角度讲，腔内输尿管切开术是球囊扩张这一微创治疗方式的延伸。对于球囊扩张，如果球囊通过顺行或逆行的方式顺利进入并穿过狭窄段，那就意味着操作成功。我们推荐逆行途径，因为较之顺行途径，其创伤较小。该操作可在输尿管镜监视下进行，也可通过电视引导采用热导丝切断球囊导管。通常我们推荐核素肾图随访3年以上，以发现晚期手术失败的病例。

（1）逆行性输尿管镜途径：首先，我们在电视监视下开始操作。如果软质导丝或亲水性的导丝能够通过狭窄段，这一途径就可行。如果单用电视监控不能让导丝通过狭窄段，可在直视下将球囊放在半硬性或可弯折的输尿管镜的前端，将球囊送入狭窄段。随后，退出输尿管镜。但为了安全起见，导丝仍要留在原位，不要退出。然后再插入输尿管镜，从导丝的侧方到达狭窄部位。

内镜输尿管镜切开位置的选择要考虑到所涉及输尿管位置的功能。总的来说，下端输尿管狭窄处切开选择前正中位，注意保护髂血管。相反，上段的输尿管狭窄选择从侧方或后侧方切开，同样要远离大血管。

输尿管切开术可以采用冷刀、电切刀，或使用钬激光。不管采用何种切开方式，都是切开从输尿管腔内到输尿管周围脂肪组织的全层。近端到远端，内镜下输尿管切开术必须包括2~3mm的正常输尿管组织。对于某些病例，必须在球囊扩张辅助下到达并穿过输尿管狭窄段。在内镜切开后，可能仍需要球囊扩张来扩大切口。在内镜切开术完成之后，留在输尿管内的导丝则用来引导放置支架。总的来说，应当考虑采用管腔较粗的支架，因为这类支架能提高某些病例的治疗效果。与之类似，Wolf及其同事发现在腔内输尿管切开术后向输尿管内注射曲安西龙对患者有益。肾上腺皮质激素和其他的生物反应调节剂在未来治疗输尿管狭窄方面会起到一定作用。

（2）烧灼导丝球囊切开：这一技术主要用于处理肾盂输尿管交界处狭窄所导致的梗阻。手术过程需要在电视监视下安全地将导丝穿过狭窄区域。这一手术可以通过顺行或逆行的方式进行，利用造影剂对球囊进行标记。在近侧输尿管处的狭窄应当从后侧方切开，而远侧的狭窄则应从前正中处切开。X 线透视引导的 cautery wire 球囊应当远离大血管，比如在髂骨水平的输尿管。对于任何形式的内镜下操作，成功地应用这一技术主要取决于所涉及狭窄段的长度和血供。

（3）顺行途径：如果在输尿管镜下采用逆行的方式不能成功到达狭窄部位，就应当采用顺行途径。任何并发感染和肾功能受损的情况下首先应行肾切开导管引流术。经皮途径能够扩大切口，从而允许输尿管镜在输尿管镜套筒内顺利通过。然后，操作的过程就可参照逆行手术的过程。出于安全考虑，在操作过程中，必须在输尿管旁边放置一根导丝，一端通过狭窄段，远端在膀胱内卷曲。

（4）联合顺行/逆行途径：极罕见的情况下，输尿管狭窄伴完全闭塞，导丝则无法通过，更不必说后续的球囊扩张或输尿管镜下输尿管内切开术。

我们已经看到对此类病例采用顺行逆行联合入路的报道。梗阻部位可通过同时顺行联合逆行肾盂造影方法加以确定。输尿管镜可以同时经顺行和逆行方法进入，而输尿管狭窄的远、近端可以经 X 线透视检查定位。然后在 X 线透视直视控制下，用一根导丝从输尿管的一端，穿通到达另一端管腔。对于完全闭塞的输尿管段，用导丝的坚硬头经逆行途径穿过半硬式输尿管镜，一般较容易完成。假设无法置入半硬式输尿管镜，输尿管软镜甚至末端开放式的输尿管导管可从上下两个方向起到稳定导丝的作用。在此过程中“循光切开”技术是有帮助的。在内镜和透视引导下尽可能将输尿管远、近端对齐并将一端的输尿管镜光源关闭。借对侧输尿管镜的光线辅助切开恢复输尿管的连续性。用导丝尖端、微小电凝电极或钬激光将狭窄段重置套管。一旦用导丝穿通操作完成，随后将支架送入并留置 8~10 周。关于治疗输尿管狭窄的其他泌尿外科腔内入路，成功率与狭窄段长度呈反相关。尽管成功率不确定，但尿流的再通，哪怕是依赖于支架长期放置，都能够提高特定的高危患者的生活质量。

5. 开放手术修复

在进行任何外科修复前，非常有必要对输尿管狭窄的性质、定位和长度进行详细评估。术前的专科检查，包括静脉肾盂造影（或顺行肾盂造影）和逆行肾盂造影（如有适应证）。其他的检查应个体化，如核素肾图评估肾功能，输尿管镜、输尿管冲刷术除外肿瘤等。然后再根据这些资料，为患者安排合适的外科治疗方法。

6. 开放的输尿管吻合术

输尿管吻合术适用于上段或中段输尿管由于狭窄形成或近期外伤造成的短缺损。另一方面，下段输尿管狭窄经常最佳的处理是伴或不伴下段输尿管再建术或膀胱瓣-输尿管吻合术的输尿管—膀胱吻合术。在移植病例，供者的输尿管狭窄可以通过输尿管吻合术吻合到正常的受者输尿管。由于吻合口处张力常导致狭窄形成，所以只有短缺损才可以行输尿管端—端吻合术。而是否有足够的输尿管移动度供输尿管断端无张力吻合，经常在手术时才能决定。

外科切开方式的选择取决于输尿管狭窄的水平。侧方切开适用于上段输尿管。Gibson 切开或低位中线切开适用于中段和下段输尿管。如果患者的医源性输尿管损伤来自先前的经 Psannenstiel 切口的外科手术，输尿管的重建可能需用相同的切口。在这种情况下，经 Psannenstiel 切口的输尿管毗邻解剖可能会很困难，需要将切口的侧部向头侧延长呈曲棍球棒形状。除经腹腔手术输尿管损伤外常采用经腹膜外途径。

手术切开后，向中间牵拉腹膜即形成腹膜后间隙。因为输尿管横跨髂血管而很容易被辨认。在输尿管周围放置烟卷式引流或血管吊带可更易于无创操作，应尽量减少对输尿管的直接钳夹操作。并应小心保护输尿管外膜，因其外膜与血供密切相关。在输尿管的解剖和分离过程中，保持其足够的移动度，避免切除病变输尿管后产生张力。在火器伤中，应切除失活组织及其邻近看似正常的输尿管，避免因冲击波效应所导致的晚期缺血和狭窄形成。当输尿管的两端充分修剪至健康区域时，将其移动，正确定位，并将 5~6mm 修剪成刮铲形，两侧输尿管段分别在 180°方向进行修剪，如一端输尿管明显扩张，可将其斜行横断而不做刮铲形修剪以便与不扩张的输尿管段周径相匹配。将一根细的可吸收线穿过一侧输尿管端角部和另一侧尖部，缝线的两末端在输尿管腔外打结。将角部和尖部以同样的方法缝合并靠拢。将这两根缝线连续缝合相互系紧或以间断的方法缝合。在吻合完成之前放置双“J”输尿管支架管。从膀胱向输尿管切开处灌注亚甲蓝并观察其反流来验证放置在膀胱的远端支架管是否合适。腹膜后脂肪或网膜组织用于覆盖吻合口处。放置引流，留置气囊导尿管 1~2 天，如持续 24~48 小时引流量都非常少，则可拔除引流。如果在腹膜后途径下手术操作不能完整实施，确定外科引流液的性质就尤为重要，可通过检验引流液的肌酐水平来确定。如果无尿外渗存在，可将引流管拔除。双“J”输尿管支架管通常在术后 4~6 周通过内镜方法拔除。

无张力、密闭的输尿管吻合术成功率很高，超过 90%。如果怀疑有尿漏，应首先行腹部 X 线片检查证实双“J”管的位置。因为有可能使尿漏加重，所以也应该检查吻合口近端的引流情况。由于直接引流可能使输尿管瘘口易于闭合，因此如果放置了负压引流管，则不应使用负压吸引。排泄或膀胱痉挛所致的反流也可能延长尿外渗时间，而 Foley 导管引流和抗胆碱药物却能解决此类问题。吻合口长期的尿外渗也许需要行肾造瘘术使近端尿路处于无尿状态以期吻合口尽快闭合。

7. 腹腔镜输尿管吻合术

腹腔镜手术可以治疗输尿管狭窄疾病。Nezhat 其同事首次报道了腹腔镜治疗子宫内膜异位症引起的输尿管梗阻。该病例在切除梗阻的输尿管部位后行输尿管部分切除吻合术并在吻合口放置了支架。他们撰写了一篇涉及 8 例腹腔镜输尿管吻合术患者的回顾性综述，在各自进行2~6 个月不等的随访后，其中 7 位患者的吻合处仍旧通畅。然而，在世界范围内，此项手术的经验还相当有限。不过，如果拥有腹腔镜治疗的经验，对绝大多数输尿管梗阻长度较短的患者来说，这一术式的确是一项微创的治疗技术。

8. 开放的输尿管膀胱吻合术

成年人远端输尿管损伤或梗阻的长度若在 3~4cm，仅行输尿管膀胱吻合术就能解决问题，而不必考虑下段输尿管再建术或膀胱瓣输尿管成形术（Boari 成形术）。可以使用低位正中切口、Psannenstiel 切口、Gibsonl 切口，通常腹膜外途径更为合适。输尿管在其穿过髂血管处容易识别，在梗阻水平横断输尿管并将远侧切除。输尿管近端要游离足够的长度，假设不存在张力，则直接行输尿管膀胱吻合术。否则还应该考虑采用下段输尿管再建术或膀胱瓣输尿管成形术。如果术后的反流在可接受的范围内，可行直接非隧道式吻合术。如果反流量较大，可在隧道式吻合的同时加行抗反流吻合。输尿管膀胱吻合术后可采用双“J”管支架和外科引流。

关于成人输尿管膀胱吻合术中反流性和抗反流性吻合问题已进行了探究，现已明确抗反流与否在对肾功能的保护以及狭窄复发两方面没有显著性差异。然而非反流性吻合术是否减少成人肾盂肾炎的风险还不确定。

9. 腹腔镜输尿管膀胱吻合术

已有关于成功应用腹腔镜进行输尿管膀胱吻合术的报道。在治疗远端输尿管狭窄时，腹腔镜输尿管膀胱吻合术常采用经腹膜手术联合腹腔内的缝合技术。输尿管支架通常在开放性手术后放置。关于此项手术的经验仅限于文献当中。不过据报道术后的治疗效果良好，相对开放手术优势明显，术后发病率与其他腹腔镜泌尿外科手术无异。

10. 开放的下段输尿管再建术

下段输尿管再建术是桥接输尿管第三段缺失的有效治疗方法。然而向近端延伸到肾盂边缘的输尿管缺损通常不仅需要下段输尿管再建术。该手术适应证包括远端输尿管狭窄、损伤、输尿管膀胱吻合术失败术后。膀胱腰大肌固定术（Psoas hitch）也可与其他操作联用，如在更为复杂的尿路重建中与经输尿管—输尿管吻合术联用。一般来说，我们把顺应性差且挛缩膀胱视为手术禁忌。除之前提到的术前影像学和内镜评估外，尿动力学检查能提供术前逼尿肌容积和顺应性的信息。如果预先存在膀胱出口梗阻或神经性功能障碍，应在术前治疗。

为了显露远侧输尿管，通常采用下腹正中切口或 Psannenstiel 切口，尽可能行腹膜外途径。在这样的方案中，能暴露腹膜后间隙，能游离膀胱的腹膜粘连、离断输精管和圆韧带后游离膀胱。牵拉后能显露同侧膀胱顶部到髂血管近端。分离对侧的膀胱上动脉能使膀胱更多地游离。同侧输尿管能在其与髂血管交叉处辨识，只游离病变部位表面组织。前方的膀胱切开术通常用垂直或斜行的方式，这样就可以使膀胱移位，更接近同侧输尿管。输尿管植入膀胱同侧上外腔内，行黏膜隧道无张力吻合术或无黏膜隧道无张力吻合术。同侧膀胱顶部用几根可吸收线缝合到腰小肌肌腱或腰大肌肌腱。在缝合时小心避免损伤生殖股神经和邻近的股神经。另外，腰大肌固定可在输尿管膀胱吻合术之前进行。在用可吸收线缝合切开的膀胱后常放置双“J”管。

与单纯输尿管膀胱吻合术相比，下端输尿管再建术能多提供 5cm 的长度。与 Boari flap 相比，下端输尿管再建术操作简单且发生血管损伤和排尿困难的风险降低。在成人和儿童行下段输尿管再建术的输尿管膀胱吻合术的成功率>85%。并发症罕见，包括尿瘘、输尿管梗阻、小肠损伤、髂血管损伤和尿脓毒症。

11. 腹腔镜下段输尿管再建术

已有在腹腔镜下成功行下段输尿管再建术的报道。术前常规放置输尿管支架，手术通常经腹腔内途径完成。总的说来，文献中这样的手术临床经验相当有限。迄今为止基于短期和中期的随访，有经验的外科医生治疗后临床效果是满意的，与开放手术相同。

12. 开放的膀胱瓣输尿管成形术

当病变输尿管部分太长或输尿管活动性受限不能行无张力的输尿管吻合术时，膀胱瓣输尿管成形术可能是另一种有效的方式。1894 年 Boari 第一次报道在犬科类动物中使用了该技术。膀胱瓣能重建桥接 10~15cm 的输尿管缺损，螺旋膀胱皮瓣在某些情况下能到达肾盂，尤其是右侧。与下段输尿管再建术一样，需术前评价膀胱功能，另外还有输尿管评估。如存在膀胱出口梗阻和神经源性功能障碍，应在术前进行治疗。若膀胱容积偏小，可能膀胱瓣成形困难或不够行膀胱瓣成形术，就要术前考虑另一种治疗方法。

在膀胱瓣成形过程中，虽然正中切口优先而且能较容易地到达上输尿管，但是也可以行 Psannenstiel 切口。离断膀胱粘连和脐韧带游离膀胱。对侧膀胱的蒂离断和结扎，能使膀胱获得向同侧更大的移动度，包括膀胱上动脉的同侧的膀胱蒂能保留。受影响的输尿管仔细游离，认真保护其血供，然后切除病变的节段。辨识同侧膀胱上动脉及其分支后，后外侧膀胱瓣来自这根血管。膀胱瓣斜行和膀胱前壁交叉，瓣的基底宽度至少>4cm 且瓣尖端宽度至少>3cm。如果准备行无反流吻合术，瓣的长度必须等于估计的输尿管缺损加上 3～4cm。而且瓣长度和基底宽度的比例>3 ： 1，能减少瓣缺血。

建立膀胱瓣后，用几根可吸收线将瓣的远端固定在腰小肌肌腱或腰大肌肌腱上。输尿管通过后面瓣内小开口放置入内，行远段输尿管末端铲状裁剪后无张力黏膜对黏膜反流吻合。另外还可以行无反流隧道吻合术。然后瓣前面用可吸收线缝合和形成管道。此外，输尿管外膜可缝合在瓣的远端然后皮瓣基底缝合在腰大肌上。

报道膀胱瓣输尿管成形术治疗的患者数量少，但是如果瓣血供保护得好，结果仍然是好的。很显然，最常见的并发症是由于缺血或吻合口张力过大而导致的狭窄复发。假性憩室也有报道，但非常少。

13. 腹腔镜膀胱瓣输尿管成形术

临床实践中已出现一些通过腹腔镜完成 Boa 成形术的案例。Kavoussi 及同事曾报道 3 例经腹腔入路远端输尿管狭窄成形术的成功案例。应用与开放手术相同的方法制作膀胱成形片，并在无张力、无尿液的条件下，通过支架完成其与输尿管的吻合。手术时间为 120～300 分钟，失血量介于 400～600mL。其中 2 个患者在术后 3 天内出院，另一患者因艰难梭菌性结肠炎住院 13 天。术后 6 个月随访中，影像学提示吻合口畅通。这篇文章并未提到输尿管远端狭窄的长度。但根据其中 1 位作者的经验，腹腔镜 Boari 成形术可顺利完成 8～12cm 输尿管缺失的成形，效果可与开放手术媲美。

14. 肾下移

肾移动最早于 1964 年报道，该术式可为上段输尿管缺失提供足够的吻合长度，也可以减少输尿管修补后的张力。可经腹通过肋缘下、中线或旁正中切口以显露肾和合适的输尿管水平。打开筋膜，完全游离肾，以肾蒂为轴，向下内方旋转肾。然后用数针可吸收线将肾下极固定在腹膜后的肌肉上。应用这种方法，可增加近 8cm 的额外长度。肾血管，特别是肾静脉，限制了肾移动的范围。为解决这个问题，可以切断肾静脉，将其与下腔静脉在更低的位置吻合，但临床应用很少。

15. 导管辅助的输尿管切开术

Davis 导管辅助的输尿管切开术在本章前面已有叙述。由于更加有效的外科方法的发展，这种术式仅作为历史加以描述。导管辅助的输尿管切开术常用于狭窄段太长而不能行传统输尿管—输尿管吻合或输尿管新膀胱吻合的患者，狭窄段的长度可在 10~12cm。作为这种术式的创新，同时进行少量口腔黏膜移植有较好的效果。

16. 经输尿管—输尿管吻合术

Higgins 在 1934 年最早描述了经输尿管—输尿管吻合术。在处理输尿管狭窄时，这种方式可以用于输尿管长度不足以与膀胱进行吻合的病例。唯一的绝对禁忌证是供侧输尿管长度不足，不能在没有张力的情况下连接对侧的受侧输尿管。另外，任何可能影响到供侧和受侧输尿管的疾病都属于相对禁忌证。绝对禁忌证还包括导致受侧或供侧输尿管长度不足的疾病。

相对禁忌证包括肾凝结物、后腹膜纤维化、尿路恶性肿瘤、慢性肾盂肾炎、腹—盆腔放疗等病史。受侧输尿管反流如果存在应该确定病因并同时治疗。因此，手术之前除了以前介绍的各种影像学及内镜检查外还应行静脉肾盂造影，以全面评价两个输尿管。

在进行经输尿管—输尿管吻合术时，经腹膜正中切口多作为到达两侧输尿管的入路。游离结肠后，再游离病变输尿管，要保留供血的输尿管外膜，要分离到梗阻的近端水平。游离对侧结肠。受侧输尿管只有需要吻合的部分要暴露，一般选取病变输尿管切断处近侧 5cm。在乙状结肠系膜下近肠系膜上动脉处打出一条通道，以防止输尿管与其缠绕。接下来供体输尿管从这个通道被拉到对侧。受侧输尿管的游离应尽量最小化，这样可以尽量保留它血供的完整。受侧输尿管前内侧切开，同供侧输尿管修整成铲形的断端吻合，吻合可以用间断或连续可吸收线缝合，做到无张力，无渗漏。应该从供侧肾盂通过吻合口放置双“J”管到达膀胱，如果受侧输尿管直径够大，应该在受侧输尿管全长放置第 2 个双“J”管。

17. 开腹回肠代输尿管术

对于输尿管缺陷长度较长或缺失的外科处理，尤其是对于近端输尿管的处理是非常有挑战性的。应用带有尿路上皮的组织重建尿路是最好的方法，因为尿路上皮不但没有吸收作用，而且还有抗癌和抗感染的作用。其他组织也是输尿管修补的候选材料，用于当其他方法不能重建输尿管缺陷或膀胱不适于重建时，回肠被证实是一种满意的选择。另一方面，阑尾和输卵管已被证实并不适合做输尿管替代物。

Shoemaker 在 1909 年报道了第 1 例应用回肠代输尿管的女性泌尿系统结核

患者。随后回肠代输尿管术对生理和代谢的影响在犬模型上被研究。一段自主蠕动回肠直接吻合在膀胱上后，反流和盆腔压力增高大多只在排尿时存在。膀胱内压的逆向传输由植入回肠的长度决定。回肠代输尿管术的一般禁忌证包括基础肾功能不全，血清肌酐>2mg/dl，膀胱功能障碍或输出梗阻，炎性肠病或放射性小肠炎。

在外科手术之前，经常要做全肠道的机械和抗生素肠道准备。开腹选取正中长切口，同侧结肠游离，病变输尿管贴近正常的部分切断。如果整个上段输尿管都有病变，近侧吻合口可选在肾盂水平。输尿管病变的长度测量后，选取适当的远端回肠。选取的回肠节段应至少距回盲瓣 15cm，在移植前要确保血供正常。肠系膜通常要比普通的回肠膀胱术分离得多以得到更好的游离度。有时会更适合用结肠来代替输尿管植入，手术原则两者类似。如果有瘢痕肾盂或肾内肾盂，则要行回肠肾盂吻合术。在这种情况下，切除肾下极实质的一部分对防止吻合口狭窄有帮助，同典型的输尿管肾盏吻合相似。小肠切断后，远端做标记以便分清肠道方向，然后剩余肠道做吻合以重建肠道的连续性。在结肠系膜上开一个窗，通过它将做移植的肠道移到旁边。在做右侧输尿管重建时，盲肠和升结肠也可作为移植的肠道，这样可以避免在肠系膜上开窗。肠道的蠕动方向要确保是顺行的，吻合口选在肾盂水平或下极肾盏以及膀胱。双侧输尿管替换需要选取在腹膜后行走、从一侧肾到对侧肾再到膀胱的一段肠道，或选取两段独立的肠道。

回肠代输尿管术的围术期并发症包括：早期尿外渗，尿囊肿形成，以及由于水肿、黏液栓子或肠襻打结引起的梗阻。回肠襻缺血坏死有可能发生，如果患者有急腹症表现时应当考虑到这种可能性。如果术前肾功能正常，很少发生明显的电解质紊乱和肾功能不全。患者出现日益加重的代谢紊乱伴有回肠襻的不断扩张，应进行有关膀胱尿道功能不全的检查。

18. 腹腔镜回肠代输尿管术

全世界做腹腔镜回肠代输尿管术的经验很少，但是这个术式看起来被寄予很大的希望。Gill 及其同事报道了 1 例成功的腹腔镜回肠代输尿管术，他们使用了经腹腔途径，打 3 个孔的方式。整个手术过程，包括缝合、打结，都是用体内腹腔镜技术完成。虽然整个手术历时 8 小时，但是同大多数其他腹腔镜手术方式一样，术后并发症率很低，住院时间也比较短。

19. 自体移植

1963 年，Hardy 为 1 名近端输尿管损伤患者做了第一例自体移植。从那开始，临床自体肾移植被用于解决多种问题，包括严重的输尿管狭窄或缺损。总体上，当对侧肾缺失或功能较差时，或其他方法修复替代输尿管不可行时，考虑应用自体移植。与在供者身上取肾进行活体异体肾移植一样，摘取肾时要尽量留取较长的血管。肾血管与髂血管吻合，重建肾的灌注。近端正常的输尿管同膀胱吻合。有时要选择同侧肾盂与膀胱直接吻合。

在治疗输尿管缺损的病例时腹腔镜技术也被成功应用于自体肾移植中。腹腔镜下肾切除步骤同其他任何典型的腹腔镜下供体肾切除一样，之后取出移植肾，在手术台上准备，再经标准开放技术的 Gibson 切口行同侧髂窝自体移植。腹腔镜自体肾移植被证明可以减少镇痛药的使用并能缩短恢复期，因为取肾不需要开腹手术那么大的上腹部或侧腹部切口。腹腔镜自体肾移植下肾切除多采用经腹腔途径入路，但是 Gill 及其同事也成功采用了经后腹膜途径的方式。

第二节 输尿管结核

输尿管结核多继发于肾结核，并且与肾结核合并存在，一般较容易明确诊断。最常见的受累部位是膀胱输尿管连接部，本病很少累及肾盂输尿管连接部，发生于输尿管中间 1/3 者更为少见。少数情况下累及整个输尿管。单纯输尿管结核罕见，且起病隐匿，早期诊断困难。

一、病理

输尿管感染结核菌后，输尿管黏膜、黏膜固有层及肌层首先被侵犯。结核结节在黏膜上形成表浅、潜行的溃疡。溃疡基底部为肉芽组织，纤维化反应最明显，使输尿管管壁增粗、变硬，逐渐变为条索状，最终输尿管完全闭锁。

二、诊断与鉴别诊断

1. 诊断

继发性输尿管结核的诊断主要在诊断肾结核的同时获得诊断，而单纯性输尿管结核的早期诊断关键是要重视泌尿系结核这一常见病。除对有持续性、进行性加重的尿路刺激征患者要高度警惕外，对症状轻微、尿常规有持续异常者(常规抗生素治疗无效的尿液中白细胞增多）也要考虑到泌尿系结核的可能。单纯性输尿管结核一般没有明显的尿路刺激征，但细心询问病史常有轻微的尿频、尿急、尿痛、血尿等症状并发或单独存在。

尿常规检查是一重要的诊断线索，如尿中有持续性红细胞和白细胞增多，酸性尿，普通抗感染治疗无效者，要考虑输尿管结核的可能，应留晨尿找抗酸杆菌、尿结核分枝杆菌 PCR 检查和结核菌培养等，不能漏诊。

X 线检查是泌尿系结核的重要诊断措施。单纯性输尿管结核早期 X 线检查因缺乏特异性影像学变化而不易被诊断，静脉肾盂造影常仅表现为病变段输尿管无造影剂滞留，呈“激惹”现象。有报道，诊断性抗结核治疗前后静脉肾盂造影的改变是诊断输尿管结核的最佳方法，而且治疗2周后是复查静脉肾盂造影合适的时机。

膀胱镜检查和逆行肾盂造影对诊断早期输尿管结核有帮助。由于并发膀胱慢性炎症导致膀胱黏膜充血水肿、糜烂出血等造成观察和插管困难，诊断价值不大。

2. 鉴别诊断

（1）泌尿系慢性非特异性感染：肾输尿管结核患者的尿常规检查和慢性下尿路非特异性感染时都可有红细胞和白细胞增多，常都并发有尿频、尿急，临床上容易混淆。但是，慢性下尿路感染一般不伴有全身症状，且不会有酸性尿，尿沉渣抗酸染色阴性；而泌尿系结核可有腰部酸胀、盗汗等全身症状，影像学检查能提供重要帮助。

（2）输尿管凝结物：输尿管凝结物常引起明显的腹部疼痛，可放射至腹股沟和股内侧，患者可有呕吐，不难鉴别。静脉肾盂造影或CT平扫可见输尿管扩张，并可见输尿管里有高密度影。

三、治疗

早期获得诊断的输尿管结核患者，如病变范围不大，病变轻微，可考虑置双“J”管后行抗结核治疗，有可能免于手术。

大部分输尿管结核需要手术治疗，切除病变段输尿管：①对于输尿管缺损在10cm以上者，可行膀胱悬吊或膀胱壁瓣成形术。②输尿管缺损>10cm时，可采用回肠代输尿管术。

手术时要充分切除病变的输尿管，保证吻合口的血供和无张力。适当延长输尿管支架管的留置时间是防止术后尿漏和再狭窄的重要措施。术后常规抗结核治疗6个月，并定期随访。

第三节　输尿管内异物

近年来随着上尿路手术及器械操作的不断增多，输尿管异物的发生也在不断增多。

一、进入途径

1. 手术

上尿路手术时有时会将折断的缝合针遗留在输尿管内；盆腔手术结扎缝线

可穿通输尿管腔形成异物；手术置入猪尾管术后膀胱端向上逆缩至输尿管内。

2. 输尿管器械操作

断裂的输尿管探条或导管，输尿管取石钳的金属端，输尿管取石篮的探条端和输尿管切开电极、输尿管导管、支架管、线状探子等由于操作不当或材料质地脆弱，难免将尖端折断而脱落到肾或输尿管内。

3. 外伤

子弹、弹片直接进入输尿管，多见于战时或特殊情况；也可能异物，如碎片由肾流向输尿管；也有的是由机体的远处移来，但在这种情况下，应同时有其他组织和结构的创伤，并常具有更大的严重性。

4. 逆行途径

少数异物是由尿道口放入的，通过膀胱而进入输尿管，甚至到达肾盂，曾报道有牙签和草叶经尿道外口被放入而达输尿管，也曾报道在女性有动物毛发、针、体温计和稻草茎见之于输尿管内，这种情况称为“异物的逆行移动”，并认为只是在输尿管口有病变情况下才能发生，如管口闭锁不全有尿液反流等，在正常输尿管状态下是不能发生的。

二、临床表现

一般多无明显症状。也有部分患者是因异物造成尿路梗阻而发生肾区或输尿管部位疼痛，继而发生血尿、感染症状。盆腔手术遗留结扎线一般多在术后1周内患者出现明显腹痛或盆腔感染，甚至伤口漏尿后，才被怀疑并经手术得到证实。在做输尿管器械操作时，发生部件断裂和失落患者体内一般是会立即发现的。断裂的输尿管探条、导管或端部或猪尾管被遗留在输尿管内，常不引起症状或只引起很少症状。不像膀胱内异物，感染常可不引起明显症状。也有部分输尿管异物患者较长时间无症状。

三、诊断

进行输尿管器械检查，如当时器械损坏折断遗留在输尿管内，一般均能被立即发现而取出。有时经过数月后才能发现。也有少数病例是异物造成尿路梗阻而发生肾区或输尿管部位疼痛。有很多输尿管异物患者长期无症状。X 线不透光的异物，如金属或木制材料可在 X 线片上显示出来。X 线透光的异物需要进行静脉尿路造影确定诊断，也可行逆行造影或磁共振水成像检查，以术前明确诊断。造影应取前后位、斜位或侧位 X 线摄片，可显示异物形状、部位、有无梗阻及肾功能损害情况。诊断困难者需要经输尿管镜仔细检查。

四、治疗

经输尿管镜直视下用异物钳将异物取出是理想的治疗方法。部分处于输尿管内和部分处于膀胱内的异物，如断裂的输尿管探条或导管等可经膀胱镜检查行钳取摘除。玻璃管、体温表等异物，因表面光滑质地脆弱，用膀胱镜摘除较为困难或异物较大、易碎、表面不光滑，镜取有困难时，则需手术切开输尿管取出。儿童因为不能采用较大号膀胱镜摘除异物，而只能采用切开膀胱摘取异物。有不少输尿管异物的患者常能自行将异物排出体外或排至膀胱内。因而一般都常先等待观察一段时间。如患者确实不能自行排出异物或将异物排至膀胱内，则再行耻骨上切开膀胱摘除异物。如异物能自行排至膀胱，则可按膀胱内异物处理。

第四节　输尿管结石

输尿管结石是泌尿系统结石中的常见疾病，发病年龄多为 20～40 岁，男性略高于女性。其发病率占上尿路结石的 65%。其中 90%以上是继发性结石，即结石在肾内形成后降入输尿管。原发于输尿管的结石较少见，通常合并输尿管梗阻、憩室等其他病变。所以输尿管结石的病因与肾结石基本相同。从形态上看，由于输尿管的塑形作用，结石进入输尿管后常形成圆柱形或枣核形，亦可由于较多结石排入，形成结石串俗称“石街”。

解剖学上输尿管的三个狭窄部将其分为上、中、下三段：①肾盂输尿管连接部。②输尿管与髂血管交叉处。③输尿管的膀胱壁内段，此三处狭窄部常为结石停留的部位。除此之外，输尿管与男性输精管或女性子宫阔韧带底部交叉处以及输尿管与膀胱外侧缘交界处管径较狭窄，也容易造成结石停留或嵌顿。过去的观点认为，下段输尿管结石的发病率最高，上段次之，中段最少。但最新的临床研究发现，结石最易停留或嵌顿的部位是输尿管的上段，占全部输尿管结石的 58%，其中又以第 3 腰椎水平最多见；而下段输尿管结石仅占 33%。在肾盂及肾盂输尿管连接部起搏细胞的影响下，输尿管有节奏的蠕动，推动尿流注入膀胱。因此，在结石下端无梗阻的情况下，直径<0. 4cm 的结石有 90%可自行降至膀胱随尿液排出，其他情况则多需要进行医疗干预。

一、临床表现

输尿管结石是临床泌尿外科的常见疾病，发病年龄多在 20～40 岁，男性略多于女性。其症状如下。

1. 疼痛

上中段结石引起的输尿管疼痛为一侧腰痛和镜下血尿，疼痛性质为绞痛，向下腹部、睾丸或阴唇部放射，当结石停留在某一部位无移动时，常引起输尿管完全或不完全梗阻，尿液排除障碍，引起肾积水，出现腰部胀痛，压痛和肾区叩击痛。当结石随输尿管蠕动或尿流的影响而发生移动时，表现为典型的输尿管绞痛。上段输尿管结石一般表现为腰区或胁腹部突发锐利的绞痛，并可向下腹部、睾丸或阴唇部放射。中段输尿管结石常表现为中、下腹的剧烈疼痛。下段输尿管结石引起的疼痛通常位于下腹部，并向同侧腹股沟区放射。当结石位于输尿管膀胱连接处时，可表现为耻骨上区的绞痛，伴有尿频、尿急、尿痛等膀胱刺激征。在男性疼痛还可放射至阴茎头。

2. 血尿

90%的患者可出现镜下血尿。输尿管结石急性绞痛发作时，可出现肉眼血尿。输尿管完全梗阻时也可无血尿。

3. 感染症状

输尿管结石引起梗阻可导致继发性感染，引起尿频、尿急、尿痛，甚至畏寒、发热。

4. 恶心、呕吐

输尿管与胃肠有共同的神经支配，输尿管结石引起的疼痛常引起恶心、呕吐等剧烈的胃肠道症状。

5. 无尿

比较少见，一般发生于双侧输尿管结石或孤立肾的输尿管结石完全梗阻时，也可见于一侧输尿管结石梗阻，反射性对侧肾分泌功能减退。

6. 排石

部分患者以排尿时发现结石就诊。排石的表现不一，从肉眼可见的结石颗粒到浑浊的尿液，常与治疗的方式与结石的成分有关。

7. 其他

肾移植术后输尿管结石的患者，由于移植物在手术过程中神经、组织受到损伤，发生结石后一般无明显的症状，多在移植术后随访过程中超声探查时发现。妊娠后子宫增大，压迫输尿管，导致尿液排出受阻可并发结石，其中以妊娠中、晚期合并泌尿系结石多见。临床表现主要有腰腹部疼痛，恶心呕吐、膀胱刺激征、肉眼血尿和发热等，与非妊娠期相似，多以急腹症就诊。

体征：输尿管结石绞痛的患者，痛苦面容，卧位，辗转反复变换体位。输尿管上段结石可表现为肾区和胁腹部压痛和叩击痛，输尿管走行区可有深压痛；若伴有尿外渗时，可有腹膜刺激征。输尿管结石梗阻引起不同程度的肾积水，可触到腹部包块。

二、诊断

完整的输尿管结石的诊断应包括：①结石自身的诊断，包括结石的部位、数目、大小、形态、成分等。②并发症的诊断，包括感染、梗阻及肾损害的程度等。③病因学的评价。通过对病史、症状和体检后发现，具有泌尿系统结石或排石病史，出现肉眼或镜下血尿，或运动后输尿管绞痛的患者，应进行以下检查确诊。

1. 尿液检查

尿常规检查可发现镜下血尿，运动后血尿具有一定的意义，若伴有感染时可出现脓尿。肾绞痛时可有结晶尿。尿培养及药敏试验可确定感染的病原菌并指导合理应用抗生素。

2. 血常规

白细胞计数常升高，当白细胞总数>13.0×10^9 个/L 时常提示继发感染。血电解质、尿素氮、肌酐水平是评价肾功能的重要指标，可反映输尿管梗阻导致肾积水引起肾功能损害的程度，指导治疗方案的指定。

3. B 超

超声波检查是一种简便无创的检查方法，是目前最常用的输尿管结石的筛查手段。超声波检查可以了解结石以上尿路的扩张程度，间接了解肾皮质、肾实质和集合系统的情况。超声波检查能同时观察膀胱和前列腺，寻找结石形成的诱因及并发症。

4. 尿路平片（KUB 平片）

尿路平片可以发现 90%非 X 线透光结石，能够大致地确定结石的位置、形态、大小和数目，并且通过结石影的明暗初步提示结石的化学性质。因此，可以作为结石检查的常规方法。在尿路平片上，不同成分的结石显影程度依次为：草酸钙、磷酸钙和磷酸铵镁、胱氨酸、含尿酸盐结石。单纯性尿酸结石和黄嘌呤结石能够透过 X 线，胱氨酸结石的密度低，后者在尿路平片上的显影比较淡。最近还有研究者采用双重 X 线吸光度法检测结石矿物质含量（SMC）和密度（SMD）。并在依据两者数值评估结石脆性的基础上，为碎石方法的选择提供重要依据。他们认为当结石 SMC>1.27gm 时，应采用 PCNL 或 URSL 等方法，而不宜选择 ESWL。

5. 静脉尿路造影（IVU）

静脉尿路造影应该在尿路平片的基础上进行，其价值在于了解尿路的解剖，发现有无尿路的发育异常，如输尿管狭窄、输尿管瓣膜、输管膨出等。确定结石在尿路的位置，发现尿路平片上不能显示的X线透光结石，鉴别KUB平片上可疑的钙化灶。此外，还可以初步了解分侧肾的功能，确定肾积水程度。在一侧肾功能严重受损或使用普通剂量造影剂而肾不显影的情况下，采用加大造影剂剂量或延迟拍片的方法往往可以达到肾显影的目的。在肾绞痛发作时，由于急性尿路梗阻往往会导致肾排泄功能减退，尿路不显影或显影不良，进而轻易诊断为无肾功能。因此建议在肾绞痛发生2周后，梗阻导致的肾功能减退逐渐恢复时，再行IVU检查。

IVU的禁忌证主要包括：①碘剂过敏、总肾功能严重受损、妊娠早期（3个月或以内）、全身状况衰竭者为IVU绝对禁忌证。②肝功能不全、心脏功能不全，活动性肺结核、甲状腺功能亢进症、有哮喘史及其他药物过敏史者慎用。③总肾功能中度受损者、糖尿病、多发性骨髓瘤的患者肾功能不全时避免使用。如必须使用，应充分水化减少肾功能损害。

6. CT扫描

随着CT技术的发展，越来越多的复杂的泌尿系统结石需要做CT扫描以明确诊断。CT扫描不受结石成分、肾功能和呼吸运动的影响，而且螺旋CT还能够同时对所获取的图像进行三维重建，获得矢状或冠状位成像，因此，能够检查出其他常规影像学检查中容易遗漏的微小结石（如0.5mm的微结石）。关于CT扫描的厚度，有研究者认为，采用3mm厚度扫描可能更易发现常规5mm扫描容易遗漏的微小的无伴随症状的结石，因而推荐这一标准。而通过CT扫描后重建得到的冠状位图像能更好地显示结石的大小，为结石的治疗提供更为充分的依据，但这也将增加患者的费用。CT诊断结石的敏感性比尿路平片及静脉尿路造影高，尤其适用于急性肾绞痛患者的确诊，可以作为B超、X线检查的重要补充。CT片下，输尿管结石表现为结石高密度影及其周围水肿的输尿管壁形成的“框边”现象。近期研究发现，双侧行肾CT值相差5.0HU以上，CT值较低一侧常伴随输尿管结石导致的梗阻。另外，结石的成分及脆性可以通过不同的CT值（HU单位）改变进行初步的评估，从而对治疗方法的选择提供参考。对于碘过敏或存在其他IVU禁忌证的患者，增强CT能够显示肾积水的程度和肾实质的厚度，从而反映肾功能的改变情况。有的研究认为，增强CT扫描在评价总肾和分肾功能上，甚至可以替代放射性肾脏扫描。

7. 逆行（RP）或经皮肾穿刺造影

属于有创性的检查方法，不作为常规检查手段，仅在静脉尿路造影不显影或显影不良以及怀疑是X线透光结石、需要做进一步的鉴别诊断时应用。逆行性尿路造影的适应证包括：①碘过敏无法施行IVU。②IVU检查显影效果不佳，影响结石诊断。③怀疑结石远端梗阻。④经输尿管导管注入空气作为对比剂，通过提高影像反差显示 X 线透光结石。

8. 磁共振水成像（MRU）

磁共振对尿路结石的诊断效果极差，因而一般不用于结石的检查。但是，磁共振水成像（MRU）能够了解上尿路梗阻的情况，而且不需要造影剂即可获得与静脉尿路造影同样的效果，不受肾功能改变的影响。因此，对于不适合做静脉尿路造影的患者（如碘造影剂过敏、严重肾功能损害、儿童和妊娠妇女等）可考虑采用。

放射性核素显像，放射性核素检查不能直接显示泌尿系结石，但是，它可以显示泌尿系统的形态，提供肾血流灌注、肾功能及尿路梗阻情况等信息，因此对手术方案的选择以及手术疗效的评价具有一定价值。此外，肾动态显影还可以用于评估体外冲击波碎石对肾功能的影响情况。

9. 膀胱镜、输尿管镜检查

输尿管结石一般不需要进行膀胱镜检查，其适应证主要有：①需要行 IVU 或输尿管插管摄双曝光片。②需要了解碎石后结石是否排入膀胱。

三、鉴别诊断

尿路结石和腹膜后和腹腔内病理状态引起的症状相似，应该与急腹症进行全面的鉴别诊断，包括急性阑尾炎、异位或未被认识的妊娠、卵巢囊肿蒂扭转、憩室病、肠梗阻、有或无梗阻的胆囊结石、消化道溃疡病、急性肾动脉栓塞和腹主动脉瘤等。体检时应该检查有无腹膜刺激征。

四、治疗

目前治疗输尿管结石的主要方法有非手术治疗（药物治疗和溶石治疗）、体外冲击波碎石（ESWL）、输尿管镜（URSL）、经皮肾镜碎石术（PCNL）、开放及腹腔镜手术。大部分输尿管结石通过微创治疗，如体外冲击波碎石、输尿管镜、经皮肾镜碎石术治疗均可取得满意的疗效。输尿管结石位于输尿管憩室内、狭窄段输尿管近端的结石以及需要同时手术处理先天畸形等结石病因导致微创治疗失败的患者往往需要开放或腹腔镜手术取石。

对于结石体积较小（一般认为直径<0.6cm）可通过水化疗法，口服药物排石。较大的结石，除纯尿酸结石外，其他成分的结石，包括含尿酸铵或尿酸钠的结石，溶石治疗效果不佳，多不主张通过口服溶石药物溶石。对于 X 线下显示低密度影的结石，可以利用输尿管导管或双 J 管协助定位试行 ESWL。尿酸结石在行逆行输尿管插管进行诊断及引流治疗时，如导管成功到达结石上方，可在严密观察下行碱性药物局部灌注溶石，此方法较口服药物溶石速度更快。

关于ESWL和输尿管镜碎石两者在治疗输尿管结石上哪种更优的争论一直存在。相对于输尿管碎石术而言，ESWL再次治疗的可能性较大，但其拥有微创、无须麻醉、不需住院、价格低廉等优点，即使加上各种辅助治疗措施，ESWL仍然属于微创的治疗方法。另一方面，越来越多的学者认为，输尿管镜是一种在麻醉下进行的能够“一步到位”的治疗方法。有多篇文献报道了输尿管镜和ESWL之间的对照研究，对于直径<1cm的上段输尿管结石，意见较一致，推荐ESWL作为一线治疗方案；而争论焦点主要集中在中、下段输尿管结石的治疗上。对于泌尿外科医生而言，对患者具体选择何种诊疗方法最合适，取决于经验及所拥有的设备等。

1. 保守治疗

临床上多数尿路结石需要通过微创的治疗方法将结石粉碎并排出体外，少数比较小的尿路结石可以选择药物排石。

（1）排石治疗的适应证：①结石直径≤0.6cm。②结石表面光滑。③结石以下尿路无梗阻。④结石未引起尿路完全梗阻，停留于局部少于2周。⑤特殊成分的结石，对尿酸结石和胱氨酸结石推荐采用排石疗法。⑥经皮肾镜、输尿管镜碎石及SWL术后的协助治疗。

（2）一般治疗方法：①饮水，每日饮水2 000~3 000mL，昼夜均匀。②适当运动。

（3）常用药物：①α受体阻滞药，α受体阻滞药可松弛输尿管平滑肌而起排石和解痉作用能够促进结石排出，缩短排石时间。临床上多选择高选择性的α_{1A}受体阻滞药坦索罗辛（哈乐）。②碱性枸橼酸盐，包括枸橼酸钾、枸橼酸钠、枸橼酸钾钠、枸橼酸氢钾钠和枸橼酸钾镁等，推荐用于尿酸结石和胱氨酸结石的溶石治疗，尿酸结石维持尿液pH在6.5~6.8，胱氨酸结石维持尿液pH在7.0以上。枸橼酸氢钾钠对三聚氰胺所致结石的排石效果确定，建议尿液pH维持在6.9左右。可以用于所有含钙结石。③钙离子通道拮抗药，硝苯地平阻断钙离子通道，也能使输尿管平滑肌松弛，对促进排石有一定作用。④别嘌醇，用于尿酸结石和高尿酸尿症草酸钙结石者。

（4）中医中药：中医药治疗遵循“祛邪不伤正，扶正不留邪，祛石在先、扶正善后、标本兼顾”的原则。常见四个证型：湿热下注，气滞血瘀，肾气亏虚，肾阴亏虚。治则以清热利湿通淋为主，根据兼证的不同，辅以理气、活血化瘀等药物。临床使用应随症加减，灵活运用。

①中成药：尿石通具有清热利湿，通淋排石的功效，尤其对输尿管下段结石效果较好。五淋化石丸有通淋利湿、排石镇痛的作用，对ESWL及URS术后碎石排出有一定疗效。

以腰腹痛为主者，宜选用五淋化石丹，尿石通等；以膀胱刺激征为主者，可选用尿石通，八正合剂等。

②汤剂：常用的经典方有八正散、石苇散等，肾气亏虚者加金匮肾气丸，肾阴亏虚加六味地黄丸。

（5）注意事项：治疗时间以 4 周为宜，如症状加剧或 4 周后无效则应改用其他疗法。

2. 体外碎石

体外冲击波碎石术（ESWL）可使大多数输尿管结石行原位碎石治疗即可获得满意疗效，并发症发生率较低。但由于输尿管结石在尿路管腔内往往处于相对嵌顿的状态，其周围缺少一个有利于结石粉碎的液体环境，与同等大小的肾结石相比，粉碎的难度较大。因此，许多学者对 ESWL 治疗输尿管结石的冲击波能量和次数等治疗参数进行了有益的研究和探讨。以往的观点认为冲击波能量次数越高治疗效果越好。但最近，有研究表明，当结石大小处于 1～2cm 时，低频率冲击波（SR 60～80/min）较高频率（FR 100～120/min）效果更好。这样一来，相同时间下冲击波对输尿管及周围组织的损伤总次数减少，因而出现并发症的概率随之降低。

ESWL 疗效与结石的大小、结石被组织包裹程度及结石成分有关，大而致密的结石再次治疗率比较高。大多数输尿管结石原位碎石治疗即可获得满意的疗效。有些输尿管结石需放置输尿管支架管通过结石或留置于结石的下方进行原位碎石；也可以将输尿管结石逆行推入肾盂后再行 ESWL 治疗。但 ESWL 的总治疗次数应限制在 3 次以内。对直径<1cm 的上段输尿管结石首选 ESWL，直径>1cm 的结石可选择 ESWL、输尿管镜（URSL）和经皮肾镜碎石术（PCNL）；对中、下段输尿管结石可选用 ESWL 和 URSL。当结石嵌顿后刺激输尿管壁，引起炎症反应，导致纤维组织增生，常可引起结石下端输尿管的梗阻，影响 ESWL 术后结石排出。因此对于结石过大或纤维组织包裹严重，需联合应用 ESWL 和其他微创治疗方式（如输尿管支架或输尿管镜、经皮肾镜碎石术）。

随着计算机技术和医学统计学以及循证医学的发展，研究者在计算机软件对输尿管结石 ESWL 术预后的评估方面进行了有益的探索。Gomha 等将结石部位、结石长度、宽度、术后是否留置双“J”管等数据纳入了人工神经网络（ANN）和 logistic 回归模型（LR）系统，对比两者在输尿管结石 ESWL 术后无结石生存情况方面的预测能力。结果显示，两者在 ESWL 有效患者的评估中均具有较高价值，两者无明显差别。但对于 ESWL 碎石失败的输尿管结石患者 ANN 的评估效果更好。

3. 经输尿管镜微创治疗

20 世纪 80 年代输尿管镜应用于临床以来，输尿管结石的治疗发生了根本性的变化。新型小口径硬性、半硬性和软性输尿管镜的应用，与新型碎石设备如超声碎石、液电碎石、气压弹道碎石和激光碎石的广泛结合，以及输尿管镜直视下套石篮取石等方法的应用，极大地提高了输尿管结石微创治疗的成功率。

（1）适应证：输尿管镜取石术的适应证包括：①输尿管中、下段结石。②ESWL 失败后的输尿管上段结石。③ESWL 术后产生的“石街”。④结石并发可疑的尿路上皮肿瘤。⑤X 线透光的输尿管结石停留时间超过 2 周的嵌顿性结石。

（2）禁忌证：输尿管镜取石术的禁忌证包括：①不能控制的全身出血性疾病。②严重的心肺功能不全，手术耐受差。③未控制的泌尿道感染。④腔内手术后仍无法解决的严重尿道狭窄。⑤严重髋关节畸形，摆放截石位困难。

（3）操作方法。

①输尿管镜的选择：输尿管镜下取石或碎石方法的选择，应根据结石的部位、大小、成分、并发感染情况、可供使用的仪器设备、泌尿外科医生的技术水平和临床经验以及患者本身的情况和意愿等综合考虑。目前使用的输尿管镜有硬性、半硬性和软性 3 类。硬性和半硬性输尿管镜适用于输尿管中、下段输尿管结石的碎石取石，而输尿管软镜则多适用于肾、输尿管中、上段结石特别是上段的碎石及取石。

②手术步骤：患者取截石位，先用输尿管镜行膀胱检查，然后在安全导丝的引导下，置入输尿管镜。输尿管口是否需要扩张，取决于输尿管镜的直径和输尿管腔的大小。输尿管硬镜或半硬性输尿管镜均可以在荧光屏监视下逆行插入上尿路。输尿管软镜需要借助一个 10～13F 的输尿管镜镜鞘或通过接头导入一根安全导丝，在其引导下插入输尿管。在入镜过程中，利用注射器或液体灌注泵调节灌洗液体的压力和流量，保持手术视野清晰。经输尿管镜发现结石后，利用碎石设备（激光、气压弹道、超声、液电等）将结石粉碎成 0.3cm 以下的碎片。对于小结石以及直径<0.5cm 的碎片也可用套石篮或取石钳取出。目前较常用的设备有激光、气压弹道等，超声、液电碎石的使用已逐渐减少。钬激光为高能脉冲式激光，激光器工作介质是包含在钇铝石榴石（YAG）晶体中的钬，其激光波长 2 100nm，脉冲持续时间为 0.25ms，瞬间功率可达 10kW，具有以下特点：一是功率强大，可粉碎各种成分的结石，包括坚硬的胱氨酸结石。二是钬激光的组织穿透深度仅为 0.4mm，很少发生输尿管穿孔，较其他设备安全。三是钬激光经软光纤传输，与输尿管软、硬镜配合可减少输尿管创伤。四是具有切割、汽化及凝血等功能，对肉芽组织、息肉和输尿管狭窄的处理方便，出血少，推荐使用。但在无该设备的条件下，气压弹道等碎石设备也具有同样

的治疗效果。最近还有研究人员在体外低温环境中对移植肾进行输尿管镜检及碎石，从很大程度上降低了对移植肾的损伤。

③术后留置双“J”管：输尿管镜下碎石术后是否放置双“J”管，目前尚存在争议。有研究者认为，放置双“J”管会增加术后并发症，而且并不能通过引流而降低泌尿系统感染的发病率。但下列情况下，建议留置双“J”管：一是较大的嵌顿性结石（直径>1cm）。二是输尿管黏膜明显水肿或有出血。三是术中发生输尿管损伤或穿孔。四是伴有输尿管息肉形成。五是术前诊断输尿管狭窄，有（无）同时行输尿管狭窄内切开术。六是较大结石碎石后碎块负荷明显，需待术后排石。七是碎石不完全或碎石失败，术后需行ESWL治疗。八是伴有明显的上尿路感染，一般放置双“J”管1~2周。如同时行输尿管狭窄内切开术，则需放置4~6周。如果留置时间少于1周，还可放置输尿管导管，一方面降低患者费用，另一方面有利于观察管腔是否通畅。

留置双“J”管常见的并发症及其防治主要有以下几点：一是血尿，留置双“J”管可因异物刺激，致输尿管、膀胱黏膜充血、水肿，导致血尿。就诊者多数为肉眼血尿。经卧床、增加饮水量、口服抗生素2~3天后，大部分患者血尿可减轻，少数患者可延迟至拔管后，无须特殊处理。二是尿道刺激症状，患者常可出现不同程度的尿频、尿急、尿痛等尿路刺激征，还可能同时伴有下尿路感染。这可能与双“J”管膀胱端激惹膀胱三角区或后尿道有关，口服解痉药物后，少部分患者症状能暂时缓解，但大多患者只能待拔管后完全解除症状。三是尿路感染，输尿管腔内碎石术可导致输尿管损伤，留置双“J”管后肾盂输尿管蠕动减弱，易引起膀胱尿液输尿管反流，引起逆行性上尿路感染。术后可给予抗感染处理。感染严重者在明确为置管导致的前提下可提前拔管。四是膀胱输尿管反流，留置双“J”管后，膀胱输尿管抗反流机制消失，膀胱内尿液随着膀胱收缩产生与输尿管的压力差而发生反流，因此，建议置管后应持续导尿约7天，使膀胱处于空虚的低压状态，防止术后因反流导致上尿路感染或尿瘘等并发症。五是双“J”管阻塞引流不畅，如术中出血较多，血凝块易阻塞管腔，导致引流不畅，引起尿路感染。患者常表现为发热、腰痛等症状，一旦怀疑双“J”管阻塞应及时予以更换。六是双“J”管移位，双“J”管放置正确到位，很少发生移动。双“J”管上移者，多由于管末端圆环未放入膀胱，可在预定拔管日期经输尿管镜拔管；管下移者，多由于上端圆环未放入肾盂，还可见到由于身材矮小的女性患者双“J”管长度不匹配而脱出尿道的病例。可拔管后重新置管，并酌情留置导尿管。七是管周及管腔结石生成，由于双“J”管制作工艺差别很大，部分产品的质量欠佳，表面光洁度不够，使尿液中的盐溶质易于沉积。此外，随着置管时间的延长，输尿管蠕动功能受到的影响逐渐增大。因此，医生应于出院前反复、详细告知患者拔管时间，有条件的地方可做好随访工作，普通双“J”管时间一般不宜超过6周，如需长期留置可在内镜下更换或选用质量高的可长期留置型号的双“J”管。术后适当给予抗感染、碱化尿液药物，嘱患者多饮水，预防结石生成。一旦结石产生，较轻者应果断拔管给予抗感染治疗；严重者可出现结石大量附着，双“J”管无法拔除。此时可沿双“J”管两端来回行ESWL粉碎附着结石后，膀胱镜下将其拔出。对于形成单发的较大结石可采用输尿管镜碎石术后拔管，还可考虑开放手术取管，但绝不可暴力强行拔管，以免造成输尿管黏膜撕脱等更严重的损伤。

④输尿管镜碎石术失败的原因及对策：与中、下段结石相比，输尿管镜碎石术治疗输尿管上段结石的清除率最低。手术失败的主要原因为：输尿管结石或较大碎石块易随水流返回肾盂，落入肾下盏内，输尿管上段结石返回率可高达16.1%。一般认为直径>0.5cm的结石碎块为碎石不彻底，术后需进一步治疗。对此应注意。

一是术前、术中预防为主：术前常规KUB定位片，确定结石位置。手术开始后头高臀低位，在保持视野清楚的前提下尽量减慢冲水速度及压力。对于中、下段较大结石（直径≥1cm）可以采用较大功率和“钻孔法”碎石以提高效率，即从结石中间钻洞，贯穿洞孔，然后向四周蚕食，分次将结石击碎。然而对于上段结石或体积较小（直径<1cm）、表面光滑、质地硬、活动度大的结石宜采用小功率（功率<1.0J/（8～10）Hz，功率过大可能产生较大碎石块，不利于结石的粉碎，而且易于结石移位）、细光纤、“虫噬法”碎石，即用光纤抵住结石的侧面，从边缘开始，先产生一个小腔隙，再逐渐扩大碎石范围，使多数结石碎块直径<0.1cm。必要时用“三爪钳”或套石篮将结石固定防止结石移位。结石松动后较大碎块易冲回肾内，此时用光纤压在结石表面，从结石近端向远端逐渐击碎。

二是如果手术时看不到结石或发现结石已被冲回肾内，这时输尿管硬镜应置入肾盂内或换用输尿管软镜以寻找结石，找到后再采用“虫噬法”碎石。如肾积水严重或结石进入肾盏，可用注射器抽水，抬高肾，部分结石可能重新回到视野。

⑤肾和上段输尿管具有一定的活动性，受积水肾和扩张输尿管的影响，结石上、下段输尿管容易扭曲、成角，肾积水越重，角度越大，输尿管镜进镜受阻。具体情况如下。

一是输尿管开口角度过大，若导管能进入输尿管口，这时导管尖一般顶在壁内段的内侧壁，不要贸然入镜，可借助灌注泵的压力冲开输尿管口，缓慢将镜体转为中立位，常可在视野外侧方找到管腔，将导管撤后重新置入，再沿导管进镜；无法将导管插入输尿管口时，可用电钩切开输尿管口游离缘，再试行入镜。

二是输尿管开口、壁内段狭窄且导丝能通过的病例，先用镜体扩张，不成功时再用金属橄榄头扩张器进行扩张，扩张后入镜若感觉镜体较紧，管壁随用力方向同向运动，不要强行进镜，可在膀胱镜下电切输尿管开口前壁 0.5~1.0cm 扩大开口，或先留置输尿管导管 1 周后再行处理。

三是结石远端输尿管狭窄，在导丝引导下保持视野在输尿管腔内，适当增加注水压力，用输尿管硬镜扩张狭窄处，切忌暴力以防损伤输尿管壁。如狭窄较重，可用钬激光纵向切开输尿管壁至通过输尿管镜。

四是结石远端息肉或被息肉包裹，导致肾积水、肾功能较差，术后结石排净率相对较低。可绕过较小息肉碎石，如息肉阻挡影响碎石，需用钬激光先对息肉进行汽化凝固。

五是输尿管扭曲，选用 7F 细输尿管和“泥鳅”导丝，试插导丝通过后扭曲可被纠正；如导丝不能通过，换用软输尿管镜，调整好角度再试插导丝，一旦导丝通过，注意不可轻易拔除导丝。若无法碎石，可单纯留置双“J”管，这样既可改善肾积水，又能扩张狭窄和纠正扭曲，术后带双“J”管 ESWL 或 1 个月后再行输尿管镜检。中、上段纡曲成角的病例，可等待该处输尿管节段蠕动时或呼气末寻找管腔，并将体位转为头低位，使输尿管拉直便于镜体进入，必要时由助手用手托起肾区；若重度肾积水造成输尿管纡曲角度过大，导管与导丝均不能置入，可行肾穿刺造瘘或转为开放手术。

4. 经皮肾镜治疗

绝大部分输尿管结石能够通过 SWL 或输尿管镜取石术治疗，但这两种方式的成功率均极大程度上取决于结石远端输尿管的通畅与否，输尿管狭窄、扭曲均影响治疗效果。考虑到顺行经皮肾途径下，输尿管镜仅能到达第 4 腰椎至第 5 腰椎水平，因此输尿管中、下段结石不考虑行 PNL 治疗。在新版《尿石症诊断治疗指南》中，除尿酸结石首选溶石治疗以外，其他成分的输尿管上段结石在治疗选择上，依次考虑原位或上推后 ESWL、输尿管（硬镜或软镜）取石术、PNL。

（1）输尿管结石 PNL 治疗的适应证：①输尿管上段第 4 腰椎横突水平以上的结石。②ESWL 无效或输尿管镜逆行失败的输尿管上段结石，包括尿流改道患者。③结石长径在 1.0cm 以上。息肉包裹、梗阻较重。④合并肾结石、肾盂输尿管连接部梗阻（UPJO）等需要顺行经皮穿刺肾造瘘（PCN）一并处理者。

（2）禁忌证：①未纠正的全身出血性疾病。②严重心脏疾病或肺功能不全，无法耐受手术者。③未控制的糖尿病或高血压。④结石近端输尿管扭曲严重者。⑤服用抗凝血药物者，需要停药 2 周，复查凝血功能正常者才能安排手术。输尿管结石 PNL 治疗操作方法基本同于肾结石 PNL 治疗方法，由于输尿管细长，内镜的选择一般为输尿管镜，因此输尿管上段结石 PNL 治疗多选择微造瘘 PNL（mPNL）。

(3) 手术步骤：逆行插入输尿管导管至结石处，防止碎石过程中结石下移，同时也可以逆行造影或注水协助 X 线或 B 超定位穿刺。一般选择中上肾盏的背组盏穿刺，穿中目标肾盏后，引入导丝，扩张后建立经皮肾通道，放入内镜寻找到肾盂输尿管连接部，将操作鞘推入输尿管上段。随后入镜至结石所在的部位，使用碎石器击碎、取出结石后，留置双“J”管以及肾造瘘管引流。

输尿管上段结石引起上尿路梗阻，输尿管上段以及集合系统扩张积水，利于经皮肾穿刺，PNL 治疗成功率高，有报道显示 PNL 治疗输尿管上段结石，结石清除率为 90%~100%，尤其是长径>1cm 的嵌顿性输尿管上段结石，PNL 治疗的成功率明显高于 SWL 或 URL。

5. 腹腔镜手术治疗

(1) 适应证和禁忌证：①直径>1.0cm 的结石，经体外冲击波碎石术（ESWL）无效或输尿管镜取石失败的输尿管上段结石，尤其是单个结石。输尿管严重纡曲，不宜行输尿管镜碎石。②结石嵌顿致输尿管严重梗阻、输尿管黏膜水肿、结石周围息肉包裹或并发上尿路感染等。③有腹部或腰部手术史，腹腔或后腹腔严重粘连或有其他腹腔镜手术者不易行腹腔镜手术治疗。

术前准备：术前常规行 KUB 定位，IVU 和肾图等了解患肾功能，留置尿管。

(2) 手术方法。

①经后腹腔途径腹腔镜输尿管切开取石术

第一步，麻醉和体位：采用气管内插管全身麻醉，健侧卧位。

第二步，Trocar 位置和后腹腔的建立：在腋中线第 12 肋下 1 横指切开皮肤 1.5~2cm，钝性分离肌肉，用钳尖刺破腰背筋膜进入后腹腔腔隙，用手指将腹膜向前推开后，置入水囊，注水 500mL 扩张后腹腔腔隙，水囊扩张 5 分钟后取出。再次经切口伸入手指，探查扩张后的间隙，并在手指引导下，分别在锁骨中线髂前上棘水平、肋腰点分别插入 10mm、5mm Trocar（图 7-1），术中如需要可在锁骨中线肋弓下增加 1 个 5mm Trocar。切口内插入 10mm Trocar。

第三步，分离输尿管：检查后腹腔，如扩张不满意，可继续将腹膜从前腹壁下游离，肾旁脂肪较多者可先切除取出体外。沿腰方肌外缘切开与其相连的圆锥外侧筋膜，进入肾筋膜后层与腰方肌、腰大肌之间的间隙，在此层而将行输尿管随肾筋膜一起游离翻向腹侧。在腰大肌前方切开肾筋膜后层，找到输尿管（图 7-2）。腹腔镜下常可发现输尿管结石所在部位增粗，用钳夹时质地较硬可以证实是结石。

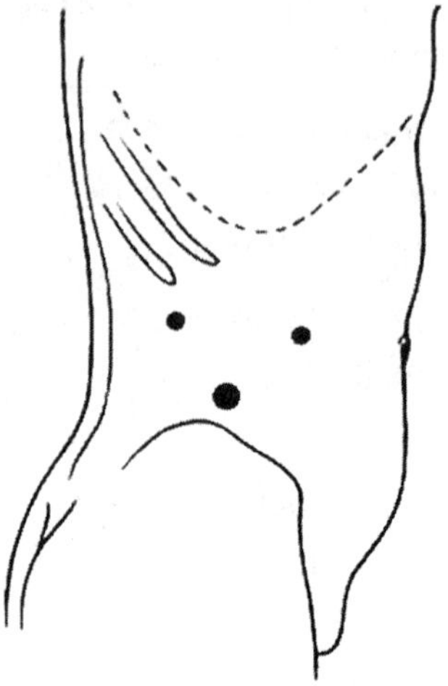

图 7-1　Trocar 位置

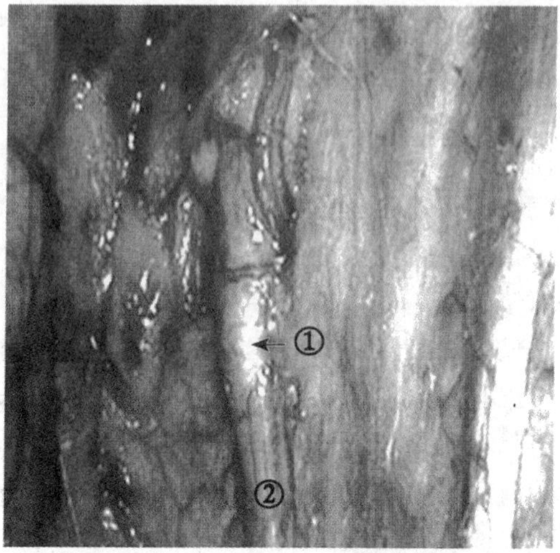

①箭头示输尿管结石位置。②输尿管结石远心端

图 7-2　在腰大肌前方找到输尿管和结石

第四步，切开输尿管、取出结石：术者左手用无创抓钳固定结石及输尿管，用电钩或胆管切开刀切开结石上 2/3 输尿管壁（图 7-3），见到结石后可用电钩剜出结石或用取石钳取出结石。结石可经下腹壁 10mm Trocar 取出，如较大，可先置入拾物袋，待手术结束时，再经下腹壁 Trocar 处切口取出。

第五步，放置输尿管内支架管、缝合输尿管壁：检查输尿管切口处有无炎性肉芽组织，并将其切除送检。然后置入双“J”管于输尿管作内支架，用 3-0 无创可吸收线间断缝合输尿管切口。生理盐水冲洗手术野，并将气腹压降到 5mmHg，检查无出血，经 10mm Trocar 放置腹膜后引流管。

②经腹腔途径腹腔镜输尿管切开取石术：患者取 60°侧卧位，在脐水平腹直肌外缘切开皮肤，长约 3cm，钝性分离进入腹腔后，插入 10mm Trocar。注入 CO_2 建立气腹，压力为 12mmHg。电视监视下，分别于锁骨中线髂前上棘水平、锁骨中线肋弓下插入 5mm、10mm Trocar。必要时可在腋中线肋弓下插入 5mm Trocar，供助手协助暴露。

沿 Toldt 线切开侧腹膜，将结肠翻向内侧。切开肾筋膜，从腰大肌前方找到输尿管和结石后，按前法进行操作。

手术前也可留置输尿管导管，以便术中容易寻找输尿管，但要注意插管时不要将结石推入肾盂。术后保证输尿管支架管引流通畅。或者用缝线连续缝合关闭侧腹膜切口。

(3) 术后处理：术后 24 小时引流物少于 10mL，可拔除腹腔或腹膜后引流管。术后第 2 天拔除尿管，术后 1 周左右患者可以出院。双“J”管可在术后 1 个月后拔除。

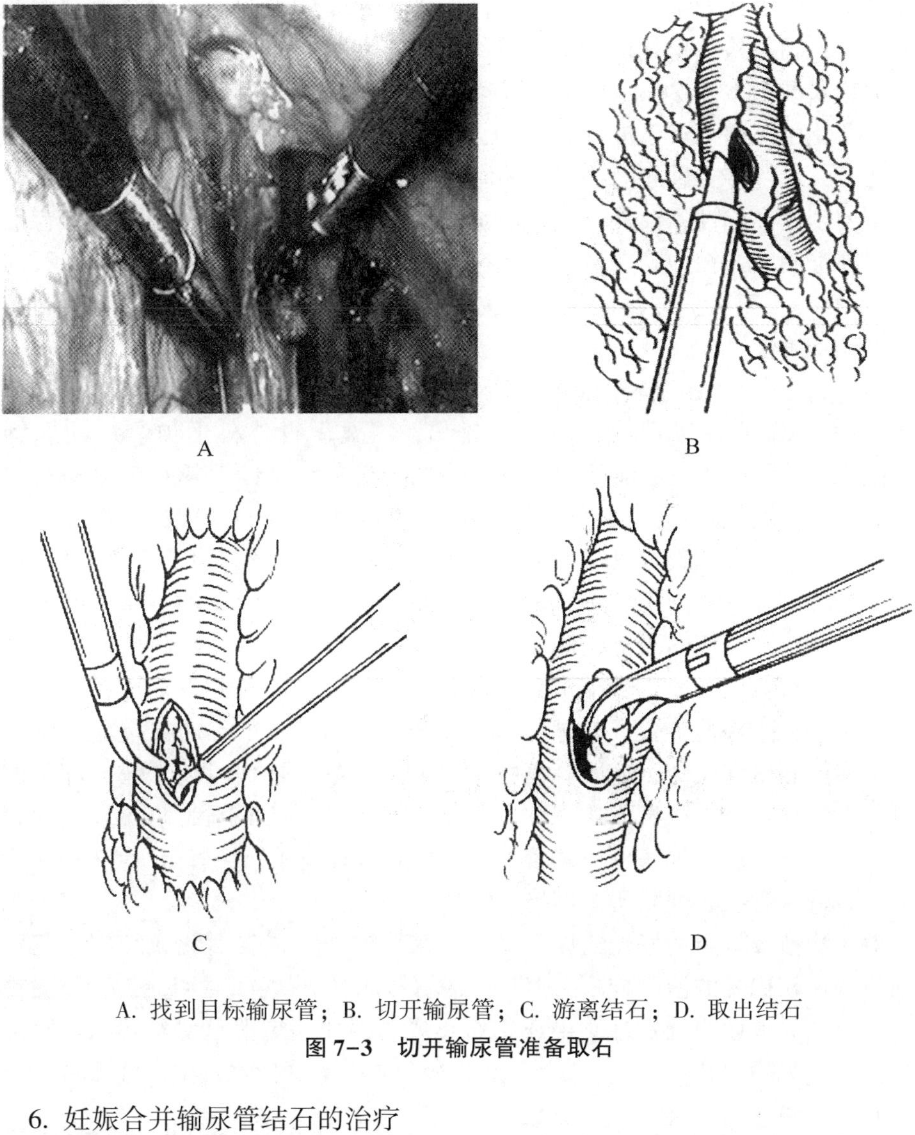

A. 找到目标输尿管；B. 切开输尿管；C. 游离结石；D. 取出结石

图 7-3　切开输尿管准备取石

6. 妊娠合并输尿管结石的治疗

妊娠期输尿管结石是指从妊娠开始到分娩结束期间妊娠妇女发生的输尿管结石。输尿管结石的发生率约为肾结石的 2 倍，占上尿路结石的 2/3，74%为磷酸钙结石，26%为草酸钙结石；24%~30%病例孕前有尿结石病史。腰部或腹部疼痛是妊娠症状性尿结石最常见的症状之一，发生率为 85%~100%。妊娠输尿管结石大多发生在妊娠中、晚期（妊娠 14～34 周），结石位输尿管中、上段占 58%，输尿管下段占 42%，妊娠期输尿管结石的主要临床症状包括腰痛、镜下血尿、尿路感染和发热等。

选择诊断输尿管结石的方法必须同时考虑对孕妇及胎儿的安全性，大多数研究证实，超声检查仍是诊断输尿管结石第一线的检查方法，对妊娠期输尿管结石的诊断准确率为 24%～80%。普通超声诊断妊娠输尿管结石准确率偏低的原因主要是由于超声难于准确鉴别输尿管生理性与病理性梗阻的区别，与普通超声相比，彩色多普勒超声通过对肾血流的检测，可提高生理性与病理性输尿管梗阻鉴别的准确性；此外，运用改变阻力指数经阴道超声对提高输尿管下段结石诊断准确率、在中晚期妊娠应用限制性静脉尿路造影诊断输尿管结石准确率可达 100%，磁共振尿路成像技术在鉴别诊断生理性与病理性输尿管梗阻方面有较高的准确性。

大多数症状性妊娠输尿管结石通过解痉、镇痛、抗感染治疗可得到缓解，70%～80%妊娠期输尿管结石可自行排出，需要进行外科干预治疗的病例为 10%；外科干预治疗的指征是：较难控制的肾绞痛、持续发热和因疼痛造成子宫收缩诱发先兆流产等；由于外科干预对妊娠期妇女与胎儿存在的潜在危害性尚不十分清楚，大多数专家认为，妊娠期输尿管结石的治疗以非手术治疗较妥，间苯三酚具有高选择性缓解痉挛段平滑肌作用，可较为安全的应用于妊娠期输尿管结石所致肾绞痛的治疗。输尿管镜取石技术可作为妊娠症状性输尿管结石备选治疗方案，据当前文献报道，较少发生产科与泌尿科并发症。原因是妊娠期输尿管存在生理性扩张，在进行输尿管镜操作时，一般不需要行输尿管被动扩张。多中心研究认为，输尿管镜技术可适用于妊娠任何时期、任何部位的输尿管结石治疗，单次取石成功率可达 91%，总的结石清除率为 89%，输尿管损伤、尿路感染、流产等病例报道较少见。术后留置输尿管导管至少 72 小时，有利于缓解输尿管结石梗阻所至疼痛、发热等症状。

对于病情较复杂的妊娠输尿管结石，采取输尿管置管引流或经皮穿刺肾造瘘引流是比较稳妥的治疗方法。但是，放置输尿管双“J”管引流需要反复更换导管，可能导致尿路继发性感染或结石形成。因此，当梗阻因素解除、感染控制后应尽早拔除双“J”管。SWL、PNL 和开放手术等技术较少在妊娠合并输尿管结石处理中使用。

7. “石街”的微创治疗

“石街”为大量碎石在输尿管与男性尿道内堆积没有及时排出，堆积形成“石街”，阻碍尿液排出，以输尿管“石街”为多见。输尿管“石街”形成的原因有：①一次粉碎结石过多。②结石未能粉碎为很小的碎片。③两次碎石间隔时间太短。④输尿管有炎症、息肉、狭窄和结石等梗阻。⑤碎石后患者过早大量活动。⑥ESWL 引起肾功能损害，排出碎石块的动力减弱。⑦ESWL 术后综合治疗关注不够。如果“石街”形成 3 周后不及时处理，功能恢复将会受到影响；如果“石街”完全堵塞输尿管，6 周后肾功能将会完全丧失。

在对较大的肾结石进行 ESWL 之前常规放置双“J”管，“石街”的发生率明显降低。对于有感染迹象的患者，给予抗生素治疗，并尽早予以充分引流。通过经皮肾穿刺造瘘术置肾造瘘管通常能使结石碎片排出。对于输尿管远端的“石街”可以用输尿管镜碎石以便将其最前端的结石击碎。总之，URSL 治疗为主，联合 ESWL、PCNL 是治疗复杂性输尿管“石街”的好方法（表 7-1）。

表 7-1　“石街”的治疗方案

结石的位置	无梗阻	有梗阻	和（或）有症状
上段输尿管	ESWL	[A]1. PCNL 2. 支架管 3. ESWL	1. PCNL 2. ESWL
中段输尿管	ESWL	1. PCNL 2. 支架管 3. ESWL	1. PCNL 2. ESWL
下段输尿管	1. ESWL 2. URSL	1. PCNL 2. ESWL 3. URSL	PCNL

注：[A] 数字表明治疗方案选择顺序。

8. 双侧输尿管结石的治疗原则

双侧上尿路同时存在结石占泌尿系结石患者的 15%，传统的治疗方法一般是对两侧结石进行分期手术治疗，随着体外碎石、腔内碎石设备的更新与泌尿外科微创技术的进步，对于部分一般状况较好、结石清除相对容易的上尿路结石患者，可以同期微创手术治疗双侧上尿路结石。

双侧上尿路结石的治疗原则为：①双侧输尿管结石，如果总肾功能正常或处于肾功能不全代偿期，血肌酐值 < 178. 0μmol/L，先处理梗阻严重一侧的结石；如果总肾功能较差，处于氮质血症或尿毒症期，先治疗肾功能较好一侧的结石，条件允许，可同时行对侧经皮肾穿刺造瘘，或同时处理双侧结石。②双侧输尿管结石的客观情况相似，先处理主观症状较重或技术上容易处理的一侧结石。③一侧输尿管结石，另一侧肾结石，先处理输尿管结石，处理过程中建议参考总肾功能、分肾功能与患者一般情况。④双侧肾结石，一般先治疗容易

处理且安全的一侧，如果肾功能处于氮质血症或尿毒症期，梗阻严重，建议先行经皮肾穿刺造瘘，待肾功能与患者一般情况改善后再处理结石。⑤孤立肾上尿路结石或双侧上尿路结石致急性梗阻性无尿，只要患者情况许可，应及时外科处理，如不能耐受手术，应积极试行输尿管逆行插管或经皮肾穿刺造瘘术，待患者一般情况好转后再选择适当治疗方法。⑥对于肾功能处于尿毒症期，并有水、电解质和酸碱平衡紊乱的患者，建议先行血液透析，尽快纠正其内环境的紊乱，并同时行输尿管逆行插管或经皮肾穿刺造瘘术引流肾，待病情稳定后再处理结石。

9. 腔镜碎石术后并发症及处理

腔镜碎石术并发症的发生率与所用的设备、术者的技术水平和患者本身的条件等因素有关。

（1）近期并发症及其处理。

①血尿：一般不严重，为输尿管黏膜挫伤造成，可自愈。

②胁腹疼痛：多由术中灌注压力过高造成，仅需对症处理或不需处理。

③发热：术后发热>38℃者，原因之一是术前尿路感染或肾积脓。另一原因是结石体积大、结石返回肾盂内等因素增加了手术时间，视野不清加大了冲水压力。体外研究表明压力>35mmHg 会引起持续的肾盂静脉、淋巴管反流，当存在感染或冲洗温度较高时，更低的压力即可造成反流。处理方法：一是针对术前尿培养、药敏结果应用抗生素，控制尿路感染。如术前怀疑肾积脓，先行肾造瘘术，二期处理输尿管结石以避免发生脓毒症。二是术中如发现梗阻近端尿液浑浊，应回抽尿液，查看有无脓尿并送细菌培养和抗酸染色检查，呋喃西林或生理盐水冲洗，必要时加用抗生素。尽量缩短手术时间，减小冲水压力。

④黏膜下损伤：放置双“J”支架管引流 1~2 周。

⑤假道：放置双“J”支架管引流 4~6 周。

⑥穿孔：为主要的急性并发症之一，小的穿孔可放置双“J”管引流 2~4 周，如穿孔严重，应进行输尿管端端吻合术等进行输尿管修复。

⑦输尿管黏膜撕脱：为最严重的急性并发症之一，应积极手术重建（如自体肾移植、输尿管膀胱吻合术或回肠代输尿管术等）。

⑧尿漏：一般 1 周左右能自行停止，如漏尿量大、时间长，多有输尿管支架阻塞，应注意保持通畅。如支架管拔除后出现持续腹痛或腰痛，多为尿漏所致，应尽快施行输尿管插管引流。

（2）远期并发症及其处理：输尿管狭窄为主要的远期并发症之一，其发生率为 0.6%~1%，输尿管黏膜损伤、假道形成或者穿孔、输尿管结石嵌顿伴息肉形成、多次 ESWL 致输尿管黏膜破坏等是输尿管狭窄的主要危险因素。远期并发症及其处理如下。①输尿管狭窄，输尿管狭窄（激光）切开或狭窄段切除端端吻合术。②输尿管闭塞，如术后发生输尿管狭窄，视具体情况可采用输尿管镜扩张或输尿管镜内切开、输尿管气囊扩张术，必要时输尿管狭窄段切除端端吻合术。下段闭塞，应行输尿管膀胱再植术。③输尿管反流，轻度者随访每3~6个月行B超检查，了解是否存在肾积水和（或）输尿管扩张；重度者宜行输尿管膀胱再植术。

第八章

膀胱疾病

第一节　出血性膀胱炎

出血性膀胱炎是指某些药物或化学制剂在尿中产生对膀胱的急性或慢性的损伤，导致膀胱广泛的炎症性出血。本病是一种多病因的并发症，常见于肿瘤患者治疗过程中，多因抗肿瘤药物的毒性或过敏反应，盆腔高剂量照射引起的放射损伤所致，另外还见于某些病毒感染，如腺病毒、流感病毒感染等。

一、病因

引起膀胱出血的因素如下。

1. 药物毒性反应

如烷化剂、白消安（BUS）、噻替哌、苯胺、甲苯胺衍生物、环磷酰胺（CTX）等，可直接刺激膀胱黏膜上皮，引起出血性膀胱炎。这种毒性反应，不但与药物作用时间和浓度呈正相关，而且与给药途径及方法关系密切。环磷酰胺和白消安联合化疗引起膀胱炎的危险性相对更高。甲喹酮、乌洛托品、避孕栓、苯胺和甲苯胺等长期或过量使用或接触也可以直接或间接地引起出血性膀胱炎。

2. 放射性损伤

盆腔全量放疗时有20%的患者膀胱受累。放射线对膀胱的急性损伤首先是膀胱黏膜的炎症改变，引起黏膜糜烂、溃疡或坏死出血。

3. 病毒感染

Ⅱ型腺病毒感染可以引发膀胱刺激症状及肉眼血尿。也见于某些流感病毒感染等。

4. 全身疾病

类风湿关节炎和 Crohn 病可并发系统性淀粉样变，膀胱的继发性淀粉样变可引起明显血尿。

5. 大量尿潴留

有大量尿潴留时突然大量导尿，引发膀胱出血的报道。

二、临床表现

出血性膀胱炎主要表现如下。

1. 突发性血尿

血尿突然发生，并伴有尿频、尿急、尿痛等膀胱刺激症状，严重者又伴有贫血。膀胱镜检查可见膀胱容积变小，黏膜充血、水肿、溃烂或变薄，血管壁变脆，部分患者可见出血部位。

2. 顽固性血尿

反复发作性血尿，或血尿持续，经久不愈。并常伴有尿频、尿急、尿痛等症状。

有时因反复出血、膀胱内形成血凝块，或阻塞输尿管口，引起急性或慢性尿潴留。膀胱镜检查可见膀胱容积缩小，膀胱挛缩，膀胱壁弹性消失，黏膜充血水肿，溃疡坏死或血管扩张出血。

三、诊断

1. 做出出血性膀胱炎的诊断之前应注意以下 4 点情况

（1）注意膀胱内出血是否因肾、输尿管和膀胱结石、膀胱肿瘤等常见疾病所致。

（2）当儿童出现膀胱刺激症状而尿培养阴性时，则应考虑到病毒感染或误服对泌尿系统有毒性的药物的影响。

（3）青年人出现血尿则要考虑到工作是否常接触有害的化学品。

（4）老年人出现血尿则要排除泌尿系统肿瘤或前列腺增生症。

2. 当患者出现膀胱、尿道刺激症状并血尿时，医生应考虑进行以下检查

（1）尿常规检查：可有镜下血尿，甚至肉眼血尿。

（2）膀胱镜检查：膀胱镜检查及活检是确定诊断最可靠的方法，可看到膀胱内有不同程度炎症改变，甚至可以观察到出血部位，两侧输尿管开口排出的尿液是清亮的。

（3）肾功能检查：如肌酐、尿素氮、尿酸等的检查。

（4）结核抗体及尿抗酸杆菌检查。

四、治疗

各种原因引起的出血性膀胱炎治疗方法基本相同，主要是止血，根据血尿的程度可选用下列处理方法。

1. 清除膀胱内血块

这是治疗出血性膀胱炎的第一步，若血块松软，可在病床旁进行，可留置管腔较大的多孔导尿管，用蒸馏水或生理盐水反复冲洗抽吸，冲洗时最好选用20mL以上容量注射器，进水时用力推注，才能用水柱打碎血块，而抽吸时要缓慢些，防止快速抽吸时血凝块阻塞尿管。若血凝块较坚韧，且大而多，则需以尿道插入电切镜方能清除血凝块。当膀胱内血凝块冲洗干净后，应观察膀胱内出血部位，如有活动性出血点，则可立即行电凝止血，并同时行膀胱内灌注药物止血。

2. 止血药物的应用

药物包括氨基己酸、酚磺乙胺、卡巴克络、维生素 K 等，通过增强血小板黏附功能，或增强毛细血管对损伤的抵抗力，减少毛细血管通透性，使受伤的毛细血管端回缩而止血等发挥作用。增压素 0.4U/min 的速度静脉滴注治疗膀胱大出血，效果较理想。

3. 局部用药

（1）凝血酶：1 000~4 000U 用蒸馏水或生理盐水 20~30mL 配成溶液，每 2~4 小时膀胱内注射一次。多数患者经 2~3 次灌注后，出血即可得到控制。

（2）硝酸银：用蒸馏水配制成 0.5%~1%溶液，每 10~20 分钟向膀胱内灌注一次，有些患者需多次灌注，疗效可靠，能使 70%膀胱出血停止。

（3）去甲肾上腺素：用 8mg/100mL 去甲肾上腺素冲洗膀胱可止血，冲洗后血压可增高，脉搏加快，但不影响治疗，不损伤黏膜。

4. 冰水膀胱冲洗

用冰水连续冲洗 24~48 小时，可以治疗放射性膀胱炎的出血。据报道，此法成功率为 92%。冰水有收缩，蛋白凝固，故可止血。

5. 高压氧治疗

由于高压氧可以提高血管损伤组织的修复能力，促使血尿停止。因此，最近有人采用高压氧治疗因放、化疗引起的出血性膀胱炎。方法是：在高压氧舱中 3kPa 压力下，吸入 100%氧气 90 分钟为一次治疗，每周 5~6 次，共 20 次。

6. 外部加压器

这是一种可用于骨盆区进行充气压迫止血的器械（目前尚未进入国内市场），适用于血流动力学不稳定的盆腔急性大出血，曾用来治疗难于控制的膀胱大出血。据报道，该疗法的临床治疗效果较好。

7. 手术止血

只限于非手术治疗无效的情况下，方可考虑行切开膀胱清除血凝块，电凝或用化学药品烧灼止血。若不能达到目的，则可行双侧髂内动脉结扎。

五、预防

（1）在化疗过程中，注意选用泌尿系统保护药巯乙基磺酸钠辅助治疗。推荐方法为开始化疗时给药一次，按 80mg/kg 计算，化疗后 4 小时和 8 小时各给药一次。

（2）在放疗前或放疗期间应用对膀胱黏膜有保护作用的戊聚糖多硫酸钠，即使在膀胱炎出现以后应用，也可减轻症状和出血。

（3）化疗前详细阅读药物说明书，了解药物毒理，避免使用对膀胱黏膜有刺激的药物。

（4）病因治疗，如前列腺增生、泌尿系结核、泌尿系结石及泌尿系肿瘤的及时诊治等。

第二节 膀胱结石

膀胱结石为泌尿系统的常见病、多发病之一。早在公元前，人们即开始了膀胱结石的治疗，并且采用的手术方法多种多样，但是手术死亡率极高。膀胱结石在性别方面差异也很大，一般好发于男性，男女比例为 10 ∶ 1。膀胱结石的发病率有明显的地区和年龄差异。总的来说，在经济不发达地区，膀胱结石以婴幼儿为常见，主要由营养不良所致。近来，膀胱结石的总发病率已显著下降，多见于 50 岁以上的中老年人。

一、病因

膀胱结石分为原发性和继发性两种。原发性膀胱结石多由营养不良所致，现在除了少数发展中国家及我国一些边远地区外，其他地区该病已少见。继发性膀胱结石主要继发于下尿路梗阻、膀胱异物、泌尿系感染、代谢性疾病、肠代膀胱、膀胱外翻-尿道上裂及寄生虫性膀胱结石等。

1. 营养不良

原发性膀胱结石主要发生于贫困饥荒年代，营养缺乏、动物蛋白摄入不足人群。只要改善婴幼儿的营养，使新生儿有足够的母乳或牛乳喂养，婴幼儿膀胱结石是可以减少的。

不少小的肾和输尿管结石以及在过饱和状态下形成的尿盐沉淀，在膀胱排尿无梗阻的情况下，均可随尿排出。但当有下尿路梗阻时，如尿道狭窄、先天性畸形、前列腺增生、膀胱颈部梗阻、肿瘤、膀胱膨出、憩室等，均可使小结石和尿盐结晶，沉淀积聚而形成结石，这也是现今膀胱结石在男性小儿及老年人最常见的重要原因。

2. 膀胱异物

膀胱异物如子弹头、发卡、电线、圆珠笔芯等，均可作为核心，使尿盐沉积于其周围而形成结石。医源性的膀胱异物主要有长期留置的导尿管、被遗忘的输尿管支架管、不被机体吸收的残留缝线、膀胱悬吊物、由子宫内穿至膀胱的 Lippes 环等。膀胱异物可作为结石的核心而使尿盐晶体物质沉积于其周围而形成结石。

3. 尿路感染

继发于下尿路梗阻或膀胱异物的感染，尤其是尿素分解细菌的感染，可使尿 pH 升高，促使磷酸钙、铵和镁盐的沉淀而形成膀胱结石。这种由产生尿素酶的微生物感染所引起、由磷酸镁铵和碳磷灰石组成的结石，又称为感染性结石。

4. 代谢性疾病

结石由人体代谢产物构成，因此与新陈代谢有极密切的关系。不同类型的结石，如胱氨酸、尿酸、黄嘌呤和含钙结石各具有不同特点。

（1）胱氨酸尿症为先天性疾病，常以结石为主要临床表现。胱氨酸尿症的发生率为 1/20 000。胱氨酸结石占全部尿石的 1%。当食物中胱氨酸不足或吸收障碍时，蛋氨酸可作为胱氨酸和半胱氨酸的前身参与代谢，其是人体硫的主要来源。从食物中摄取的含硫氨基酸在肝中代谢形成半胱氨酸和胱氨酸，最后形成尿素和硫酸盐排于尿中。

（2）草酸的代谢及其异常：草酸是形成含钙结石的重要因素，尿石中最多见的成分是草酸钙。草酸在人类是代谢的终末产物，不再进一步分解。尿中草酸的来源主要（85%~90%）为内生的，其中 20%~40%来自维生素 C，从食物中直接摄取的只占 10%~5%。

（3）钙、磷代谢及其异常：尿石种类最多的是草酸钙结石和磷酸钙结石，因此钙磷代谢在尿石形成中占有重要地位，尤其是钙代谢异常有其特殊的意义。Flocks 注意到一些尿石患者不论低钙或高钙饮食其尿钙水平均比正常人高。在国外资料中，结石患者 30%有高尿钙，有作者统计因尿石症住院的患者中有 23. 8%为无特殊原因的高尿钙。

（4）尿酸结石成石的危险因素：尿酸结石成石的危险因素除尿量外尿酸量

和尿的 pH 是主要因素。

（5）其他，如甲状旁腺功能亢进症、制动综合征、类肉瘤病、皮质醇症、过量使用维生素 D，口服磺胺类药物；肠大部切除、肠吻合短路及慢性消化道疾病等均可导致膀胱结石。

5. 肠道膀胱扩大术

肠道膀胱扩大术后膀胱结石的发生率高达 36%～50%，主要原因是肠道分泌黏液所致。

6. 膀胱外翻—尿道上裂

膀胱外翻—尿道上裂患者在膀胱尿道重建术前因存在解剖及功能方面的异常，易发生膀胱结石。重建术后，手术引流管、尿路感染、尿液滞留等又增加了结石形成的危险因素。

7. 寄生虫

在埃及的血吸虫病流行区，可发生血吸虫病伴发的膀胱结石，其核心为虫卵。

二、病理

膀胱结石如表面光滑且无感染者，在膀胱内存在相当长时间，也不至造成膀胱壁明显的病理改变。一般而言，因结石的机械性刺激，膀胱黏膜往往呈慢性炎症改变。膀胱镜观察时，最早期的改变是局部黏膜血管增多，继而黏膜充血。有继发感染时，充血更明显，且可出现大疱状水肿、出血和溃疡，在膀胱底部和结石表面，黏附有脓苔。如结石造成膀胱颈部梗阻，膀胱内可有小梁和憩室形成，并使膀胱壁增厚和肌层纤维组织增生。长期梗阻后可因反压力作用，使上尿路发生梗阻性病变，导致肾功受损，且可因继发感染而致肾盂肾炎及输尿管炎。长期感染者可产生膀胱周围炎，使膀胱与盆部组织发生粘连，甚至发生穿孔。结石长期慢性刺激，局部上皮组织可发生增生性改变，甚至出现乳头样增生或者鳞状上皮化生，可使膀胱壁发生鳞状上皮癌。

三、临床表现

大多数膀胱结石，由于对膀胱局部的刺激、创伤、梗阻和继发感染，可产生各种症状，但也有少数病例，尤其是下尿路梗阻且已有残余尿者，结石有时虽然较大，却无明显症状，仅在做 X 线尿路检查时发现。

膀胱结石的主要症状为尿痛、排尿障碍和血尿。疼痛可为下腹部和会阴部钝痛，亦可为明显或剧烈疼痛，常因活动和剧烈运动而诱发或加剧。如疼痛系结石刺激膀胱底部黏膜而引起，常有尿频和尿急。排尿终末时疼痛加剧，且可伴终末血尿。患者常欲卧位以求疼痛缓解。结石嵌于膀胱颈口，出现明显排尿困难，排尿时常呈滴沥状，亦可尿流中断或发生急性尿潴留。出现排尿困难时，患者必须改变体位或摇晃身体，才能继续排尿，此时突然发生剧痛，可放射至阴茎、阴茎头和会阴部。尿流中断后再继续排尿时伴有血尿。

小儿患者，常疼痛难忍，大汗淋漓，大声哭叫，用手牵拉或搓揉阴茎或排尿时伴有血尿，或变换体位以减轻痛苦。疼痛有时可放射至背部和髋部，甚至可放射至足跟和足底。患者因排尿困难当用力排尿时，可使尿粪同时排出，甚至可引起直肠脱垂或疝。

老年男性膀胱结石多继发于前列腺增生症，可同时伴有前列腺增生症的症状；神经性膀胱功能障碍、尿道狭窄等引起的膀胱结石亦伴有相应的症状。

膀胱结石并发感染时，出现膀胱刺激症状、血尿和脓尿。

四、诊断

膀胱结石的诊断，主要是根据病史、体检、B 超、X 线检查，必要时做膀胱镜检查。虽然不少病例可根据典型症状，如疼痛的特征，排尿时突然尿流中断和终末血尿，做出初步诊断。但这些症状绝非膀胱结石所独有。

体检对膀胱结石的诊断帮助不大，多数病例无明显的阳性体征。结石较大者，经双合诊可扪及结石。婴幼儿直肠指检有时亦可扪及结石。目前此法已被 B 超及 X 线等检查取代。

实验室检查可发现尿中有红细胞或脓细胞，伴有肾功能损害时可见血肌酐、尿素氮升高。

腹部 X 线平片亦是诊断膀胱结石的重要手段，结合 B 超检查可了解结石大小、位置、形态和数目，还可了解双肾、输尿管有无结石（图 8-1，图 8-2）。应注意区分腹部 X 线平片上的盆部静脉石、输尿管下段结石、淋巴结钙化影、肿瘤钙化影及粪石。必要时行静脉肾盂造影检查以了解上尿路情况，做膀胱尿道造影以了解膀胱及尿道情况。纯尿酸和胱氨酸结石为透 X 线的阴性结石，用淡的造影剂进行膀胱造影有助于诊断。

膀胱镜检查是诊断膀胱结石最可靠的方法，尤其对于透 X 线的结石。结石在膀胱镜可一目了然，不仅可查清结石的大小、数目及其具体特征，还可明确有无其他病变，如前列腺增生、尿道狭窄、膀胱憩室、炎症改变、异物、癌变、先天性后尿道瓣膜及神经性膀胱功能障碍等。膀胱镜检查后，还可同时进行膀胱结石的气压弹道及钬激光碎石。

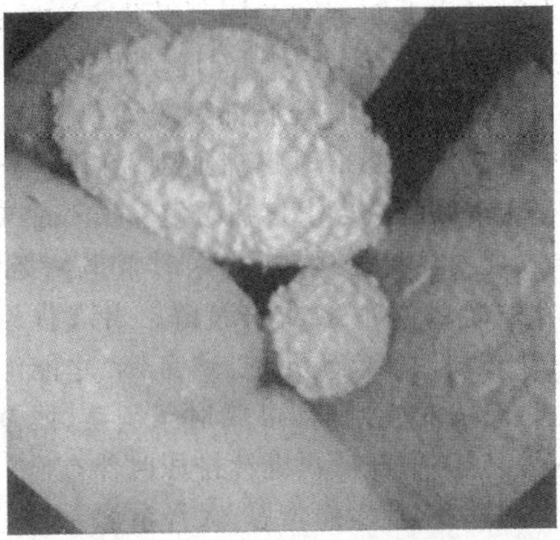

图 8-1　膀胱结石膀胱镜下观

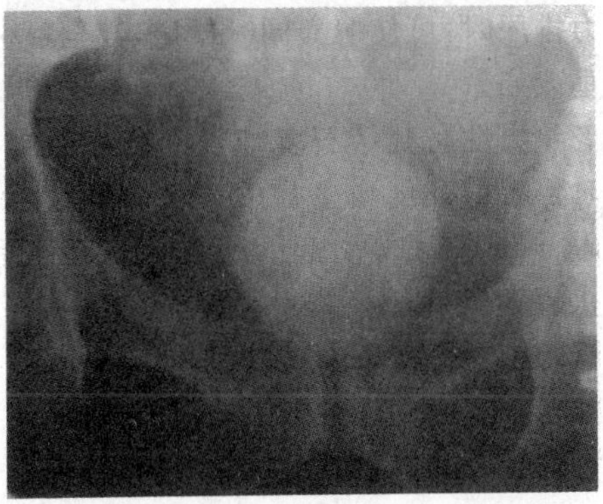

图 8-2　膀胱结石膀胱 X 线平片观

五、治疗

膀胱结石的治疗应根据结石体积大小选择合适的治疗方法。一般来说，直径<0.6cm，表面光滑，无下尿路梗阻的膀胱结石可自行排石或通过口服排石中药排石。但绝大多数的膀胱结石均需行外科治疗，方法包括体外冲击波碎石、内镜手术和开放性手术。手术治疗取出结石后，应做结石成分分析后同时进行病因治疗，并发感染时，应用抗生素控制感染。

1. 中药排石

排石颗粒（市面有售），每次 6～12g，冲服，2 次/天，同时服用 654-2 10mg，2 次/天，疗效更好。

2. 体外冲击波碎石

小儿膀胱结石多为原发性结石，可首选体外冲击波碎石术；成人原发性膀胱结石直径≤2. 5~3cm 者亦可以采用体外冲击波碎石术。

膀胱结石进行体外冲击波碎石时多采用俯卧位或蛙式坐位，对阴囊部位应做好防护措施。由于膀胱空间大，结石易移动，碎石时应注意定位。较大的结石碎石前膀胱需放置气囊尿管，如需再次碎石，间断时间应>7 天。

3. 经尿道钬激光碎石术

目前比较常用，操作简便，碎石效果理想，适合直径 2cm 以下膀胱结石。钬激光碎石优势在于它能够将结石击破成米粒状大小，随尿排出体外。也能将直径>2cm 结石击碎，但较费时。

4. 经尿道气压弹道碎石术

气压弹道碎石技术于 1990 年首先在瑞士研制成功，至今已发展到第四代，同时兼备超声碎石和气压弹道碎石的超声气压弹道碎石清石一体机。当膀胱结石直径>2cm 时，可选用经尿道气压弹道碎石术，其碎石速度较钬激光碎石快，尤其是第四代混合动力气压弹道碎石机，可同时碎石及清理结石，碎石后需要用 Ellik 冲洗器冲洗或用取石钳将结石碎片取出，取石过程中注意动作要轻巧，防止损伤尿道及膀胱黏膜。

5. 开放性手术取石

耻骨上膀胱切开取石术不需特殊设备，简单易行，安全可靠，但随着腔镜技术的发展，目前采用开放手术取石已逐渐减少。开放手术取石不应作为膀胱结石的常规治疗方法，仅适用于需要同时处理膀胱内其他病变或结石直径>4cm 时方可采用。

此外，开放性手术尤其适用于患有尿道狭窄、前列腺增生、膀胱颈挛缩、膀胱憩室内结石及经腔内碎石失败者，但不适用于膀胱内有严重感染、全身情况差，如患有糖尿病或重要器官有严重器质性病变者。

第九章

小儿泌尿外科疾病

第一节　先天性肾上腺皮质增生症

先天性肾上腺皮质增生（CAH），是一组引起肾上腺激素代谢流程酶缺乏症的常染色体隐性遗传病的总称。其发病原理，在于基因异常所致肾上腺皮质激素下游代谢链路上的相关酶的缺陷，引起反馈机制下促肾上腺皮质激素（ACTH）刺激肾上腺皮质激素前体的过度分泌，形成下游性激素的异常，引起相关的性发育异常表现。CAH 是女性性发育异常（46，XX DSD，旧称女性假两性畸形）的最主要的原因。

一、CAH 的病理生理

胆固醇通过代谢，生成皮质醇、醛固酮、雄激素以及雌激素等下游激素的过程中，有多种酶的参与（图 9-1）。在此过程中关键酶的缺乏，引起下游皮质醇和/或醛固酮的合成障碍或者不足，通过下丘脑—垂体—肾上腺轴反馈性引起 ACTH 分泌的增加，导致上游代谢产物的进一步堆积，形成部分激素体内水平过高。此代谢通路上的每一个环节的酶缺乏，都会引起相应的异常。所以，先天性肾上腺皮质增生（CAH）的病因，作为一系列遗传性酶缺乏症的合集，包含的亚型有 21-羟化酶缺乏症、11β-羟化酶缺乏症、17-羟化酶缺乏症、3β-羟类固醇脱氢酶（HSD）缺乏症、20～22 碳链酶缺乏症等。上述 5 种酶的基因表达异常所致酶缺乏症都将引起相应的肾上腺皮质激素代谢异常，并在女性表现为外生殖器异常。其中，最常见的引起 CAH 的酶表达异常是 21-羟化酶（约 95%的 CAH 病例）和 11β-羟化酶（约 5%的 CAH 病例）的缺乏，其他均较罕见。根据针对患者基因的深入研究，近年来发现了大量各种位点异常所致不同程度 CAH 临床表现的基因突变类型，并且发现在不同人种中，各种基因异常的不同频率。

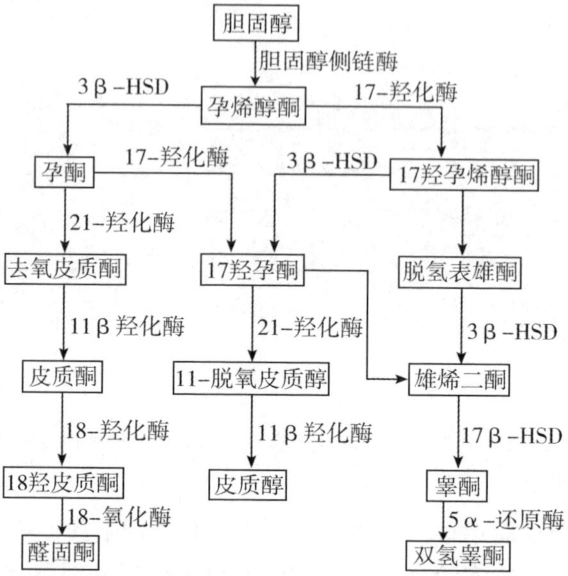

图 9-1　肾上腺皮质激素代谢流程

二、CAH 的临床表现及分类

根据各种酶缺乏的类型和程度，CAH 可以有不同的临床表现，主要表现症状类型有：同时具有男性化和醛固酮缺乏，表现为失盐型，多为重症；单纯的女性男性化表现，而无失盐表现；而不典型 CAH 不具有明显男性化表现或失盐表现。

21-羟化酶基因（CYP21A2）位点位于 6p21.3，和 HLA（人类白细胞抗原）连锁遗传。其与相邻的 CYP21 假基因（CYP2IPA1）在减数分裂中的转位引起的该基因表达失活是重要原因。CYP21 基因的突变引起的 21-羟化酶缺乏已经被报道的多于 200 个位点，由于不同位点突变所致酶构型和影像活性程度不一，CAH 的表现是多样性的，酶活性极低引起典型表现和酶活性不足引起的不典型表现间差异较大。21-羟化酶缺乏症引起的 CAH 的表现类型，约 75%表现为失盐型，25%则表现为单纯的女性男性化。典型的 21-羟化酶缺乏症患儿，血浆孕酮和 17-羟孕酮显著升高，外阴男性化，但超声检查能明确米勒管结构（子宫）的存在。

和 21-羟化酶不同，11β-羟化酶基因不是 HLA 连锁的，其病因是 8 号染色体长臂的 CYPIIB1 基因异常。高血压是此类 CAH 的常见表现，根据 11β-羟化酶的作用位点，去氧皮质酮的堆积被认为是高血压的原因。可以通过检测血浆中升高的 11-去氧皮质醇和 11-去氧皮质酮确诊此类 CAH。

3β-羟类固醇脱氢酶（3β-HSD）缺乏症是引起男性化 CAH 的最罕见原因，基因定位为 HSD3B 基因，其诊断依赖于发现血浆 17-羟孕烯醇酮和脱氢表雄酮（DHEA）的升高。

17-羟化酶缺陷（定位于 CYP17A1 基因缺陷）更为少见，酶的缺乏引起雄性激素合成障碍，主要表现为高血压，性激素不足而患病的男童外阴发育异常。

由于在胚胎发育早期，肾上腺皮质激素的代谢过程异常，在胚胎 10 周外生殖器发育阶段即对外生殖器的发生产生影响，女性 CAH 患儿在出生时就会有不同程度的男性化表现。主要表现为阴蒂发育明显增大、阴唇融合，以及尿道和阴道的共同开口（图 9-2，图 9-3）。女性男性化程度不同，在部分重度男性化患儿，阴蒂的增大如男童阴茎，以至于无法从外观上和尿道下裂伴双侧隐睾的男性患儿做出区分，甚至部分共同开口也可以到达阴蒂上部。

不论男性或者女性，失盐型 CAH 患儿，可以表现为出生后数周内体重下降和脱水。部分重症患儿会在出生 10~21 天出现肾上腺危象。不经积极治疗，将因高钾血症和脱水而死亡。

男性非失盐型 CAH 患儿，则多数没有外生殖器异常表现，但是在青春期前会有性早熟的表现。多数在 2~3 岁即出现阴茎阴囊增大、阴毛生长等青春期表现，但睾丸无显著生长。

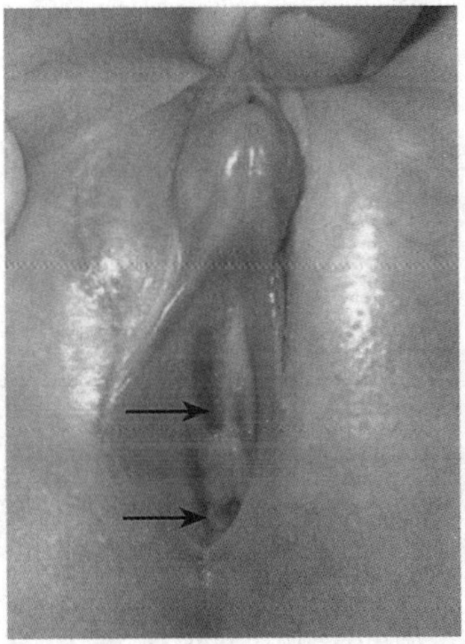

图 9-2　CAH 女性男性化，阴蒂肥大，伴正常的尿道开口（上方箭头）和阴道开口（下方箭头）

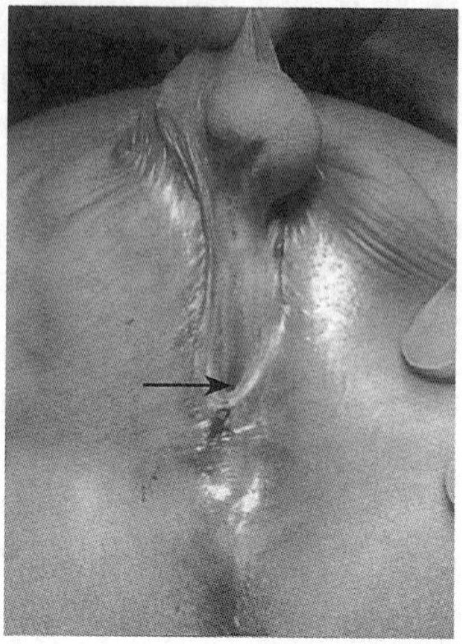

图 9-3　CAH 女性男性化，阴蒂肥大，尿道开口和阴道开口于共同通道（箭头）

三、CAH 的诊断

本病的诊断多数从男性化临床症状开始考虑，当然失盐型的患儿，多数在新生儿期就有相应的电解质紊乱表现，需要引起注意。根据男性化外观但无男性性腺，首先依靠染色体 46，XX 的染色体分型明确其为女性男性化，其次根据不同类型的生化特点，相应的 17-羟孕酮、脱氢表雄酮、去氧皮质醇、ACTH、醛固酮等一系列激素水平的异常判断具体类型。再次则通过超声、磁共振等影像学检查能发现女性内生殖器（米勒管结构），进一步行经共同通道的插管造影，明确共同通道的形态和位置（图 9-4）。最终膀胱尿道镜检查能完全了解共同通道的位置和长度，为手术治疗提供依据。如染色体为 46，XY 的男性，出现睾丸外雄激素增加表现，也要考虑 CAH 的可能，进行相应的激素测定和检查。现有的基因诊断，能通过 PCR 及产物测序，明确各种突变的类型及位点，实现精确诊断，全外显子测序（WES）更能将基因异常较为全面进行描述，并可进行家系测序，了解突变的来源和世代。CAH 是一个明确的基因疾病，每个酶的缺乏，都能找到相应的基因突变的位点，而且由于基因变异的多样性，每种突变对于最终表型的影响变异很大，特别是不典型 CAH，通过基因检测进行诊断就显得尤其重要。

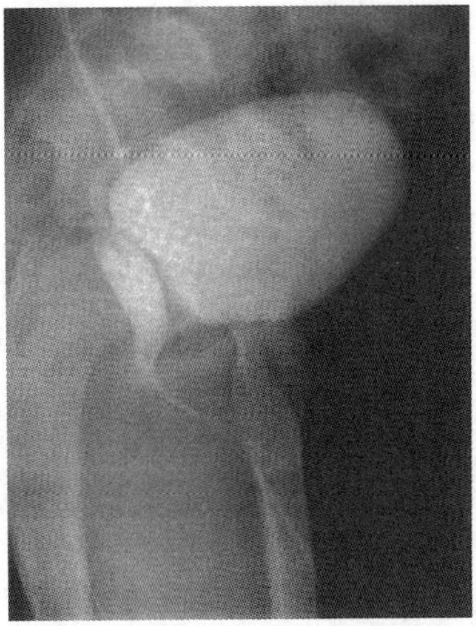

图 9-4　CAH 共同通道的造影示意图

有 CAH 先证患者的妊娠妇女应进行 CAH 的产前诊断，目前主要采用对羊水相关激素的测定和羊水细胞的 DNA 分析。在孕 17 周时，测定羊水中 17-羟孕酮的水平明显升高能早期提示 CAH。羊水染色体基因检查也是针对高危患者的可选方案。胎内诊断的目的，在于对女性胎儿，早期通过母体补充胎儿所需的肾上腺皮质激素不足，避免在胎儿早期产生胎儿肾上腺雄激素堆积，保证外阴的早期正常发育，抑制其男性化，减少出生后需要手术的概率。出生后用纸片法测定的新生儿筛查已经在很多地区包含 17-羟孕酮的测定，而 17-羟孕酮的测定能早期筛查出 21-羟化酶缺乏这种最常见 CAH 亚型并降低失盐所带来的致命风险。

四、CAH 的治疗

CAH 的治疗目标，是补充不足的激素，抑制垂体分泌过量的 ACTH 以及由此带来的过量肾上腺雄激素，并改善男性化外观，并保证正常的生长发育和性腺发育，避免水盐失衡和高血压。经过规范治疗的女性 CAH，其女性化特征、月经、生育能力均可达到正常人水平。

通过产前诊断可明确胎儿是否患病。如为女性患儿，妊娠早期时孕母适量口服地塞米松（DEX）可有效预防生殖器畸形的发生，但到目前为止，产前口服 DEX 进行治疗的长期效应仍不明确。

终身口服氢化可的松是最常用的方法，用药量需要评估 17-羟孕酮的水平而定，而失盐型患者需要增加盐的摄入，必要时补充盐皮质激素。氢化可的松的常用量是每日总量 10～20mg/m^2，分 3 次口服，剂量的调整根据检测标志性激素进行，补充治疗以抑制肾上腺雄激素过多并不至于皮质激素过量为度。如遇应激事件如手术，则药量需要加倍。

肾上腺切除术一般并不用于CAH患者的治疗，但也有对于药物控制不佳的失盐型CAH特定患者行肾上腺切除术的尝试。

在男性化明显的女性CAH患儿，则需要在补充氢化可的松至肾上腺雄激素得到控制后，进行外阴整形手术。手术整形的主要目标是缩小阴蒂至女性可以接受的范围，改善阴道尿道的共同通道，重建阴道开口，并重塑女性外阴的外观。阴蒂整形手术的常见方式是保留背侧神经血管束，游离并在耻骨联合前方切除阴蒂海绵体，保留阴蒂头部血供，将缩至合适大小的阴蒂固定在残留的阴蒂海绵体中央，缩短阴蒂外观。如有阴道和尿道的共同通道，则需要行尿生殖窦游离，根据共同通道的长度，对共同通道较长的患儿行整体尿生殖窦游离或对共同通道较短的患儿进行部分尿生殖窦游离，以达到术后能充分显露尿道和阴道开口的目的。手术应同时注意重建女性外阴前庭，可以用富余的阴蒂包皮裁剪后作为成形前庭和小阴唇的材料。值得注意的是，手术应激状态下，平日的口服氢化可的松需要加量。

第二节　原发性膀胱输尿管反流

正常的输尿管膀胱连接部具有活瓣样功能，只允许尿液自输尿管流入膀胱，阻止尿液逆流。因某种原因使这种活瓣样功能受损时，尿液逆流入输尿管和肾，这种现象称膀胱输尿管反流，它可导致反复泌尿系感染、肾瘢痕、高血压、肾衰竭，因此需及时诊断及治疗。膀胱输尿管反流分为原发性和继发性两种。前者系活瓣功能先天性发育不全，后者继发于下尿路梗阻，如后尿道瓣膜症、神经源性膀胱等。本节主要介绍原发性膀胱输尿管反流。

一、发病率

原发性膀胱输尿管反流在小儿泌尿外科较为常见，新生儿中发病率为1%，在尿路感染的小儿中发病率达30%~45%。原发性膀胱输尿管发病率也与种族、性别、年龄有关：白种人发病率三倍于黑种人；女孩发病率两倍于男孩；年龄小于2岁的发病率明显增高。

二、病因及病理

（一）遗传学原因

流行病学调查发现原发性膀胱输尿管反流存在家族遗传倾向，是多基因常染色体家族性疾病，它的发病率只有1%，但在膀胱输尿管反流患儿的后代中发病率达27%，兄弟姐妹中达36%。双胞胎中达80%。膀胱输尿管反流的基因位点还未尽知，有学者猜测跟基因跟膀胱内输尿管长度有关，虽然用了许多方法寻找基因位点，但最终都失败了，目前主要有6个候选基因位点：AGTR2、HNF1B、PAX2、RET、ROBO2、UPKA3。

（二）组织学原因

（1）胚胎时期输尿管远端发育异常引起。组织学认为输尿管远端组织学改变，远端平滑肌肌纤维减少，导致输尿管蠕动功能减弱而致尿液逆流，另一种理论认为输尿管 Cajal 间质细胞（ICC）缺少导致输尿管蠕动差而致反流。文献报道已经证实这两种理论，但是否与反流存在直接关系尚需验证。

（2）输尿管全长的肌层几乎都是由松散的、不规则的螺旋形肌纤维构成，只有膀胱壁段的肌纤维才是纵行，进入膀胱后肌纤维成扇形构成三角区肌肉的浅层，并向前延伸达精阜部的后尿道。当输尿管穿入膀胱壁时，由一纤维鞘包绕，此鞘在膀胱外固定在输尿管外膜上，下行附着在三角区的深层，输尿管位于其中，使能适应膀胱的充盈和空虚状态。穿过壁层进入膀胱腔内的输尿管段，位于膀胱黏膜下，并开口于膀胱三角区，输尿管膀胱连接部的活瓣作用，取决于膀胱内黏膜下段输尿管长度，和三角区肌层保持这个长度的能力；另一方面是逼尿肌对该段输尿管后壁的足够的支撑作用。当膀胱内压上升时，黏膜下段输尿管被压缩而不产生反流，这种活瓣机制是被动的。也有主动的方面，如输尿管的蠕动能力和输尿管口的关闭能力，在防止反流中也起一部分作用。黏膜下段输尿管纵行肌纤维有缺陷，致使输尿管口外移，黏膜下段输尿管缩短，从而失去抗反流的能力。正常无反流时，输尿管黏膜下段长度与其直径的比例为5∶1，而有反流者仅为1.4∶1。Lyon 等于1969年提出输尿管口形态异常是发生反流的原因，描述四种形态输尿管口，即火山口形、运动场形、马蹄形和高尔夫球洞形。除火山口形外，其他三型是不正常的。

三、临床表现

（一）产前

原发膀胱输尿管反流产前可发现肾积水，约占所有产前肾积水17%。

（二）产后

（1）反复尿路感染，脓尿，尿液浑浊，尿液化验有多量白细胞。发热，重者可伴嗜睡、无力、畏食、恶心、呕吐。Woodward 和 Holder（1976）评价350个患尿路感染的小儿，发现有反流的小儿中，90%体温高于38.5℃，在无反流的小儿中仅40%有同样的体征。

（2）疼痛。在婴幼儿无菌反流可表现为肾绞疼，大儿童可明确指出在膀胱充盈或排尿时胁部疼痛，年长儿在并发急性肾盂肾炎时也有胁部疼痛和触痛。

（3）年长儿可因反流造成排便功能异常（便秘），排尿功能异常（尿频、尿急、排尿困难等），长期反流可造成肾瘢痕，可引起高血压、蛋白尿和慢性肾衰竭。

四、临床诊断

（一）产前诊断

主要依靠超声，单肾积水可在生后1周~1月内检查，双肾积水建议生后立即行超声检查。

（二）产后诊断

1. 影像学检查

（1）荧光屏监视下的排尿性膀胱尿道造影，是确定诊断和反流分级的精确有效的方法，称之为金标准，并可重复使用。

凡有泌尿系感染发作的小婴儿和幼儿，均应做排尿性膀胱尿道造影（VCUG）检查。但检查应在急性感染控制后2~3周进行，以免加重，甚至发生不易控制的泌尿系感染，及产生假象（图9-5，图9-6）。

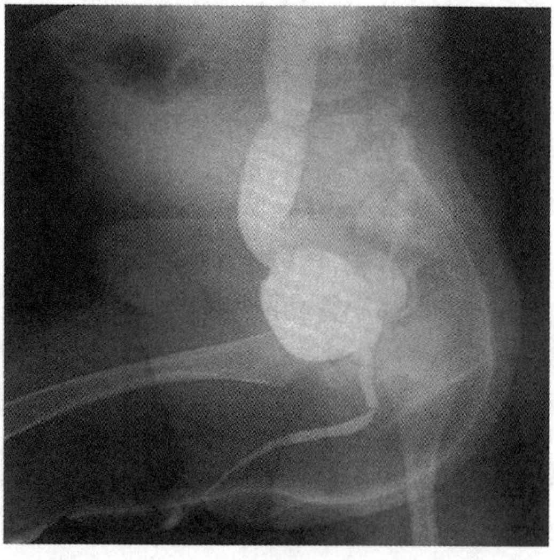

图9-5　VCUG显示膀胱输尿管反流

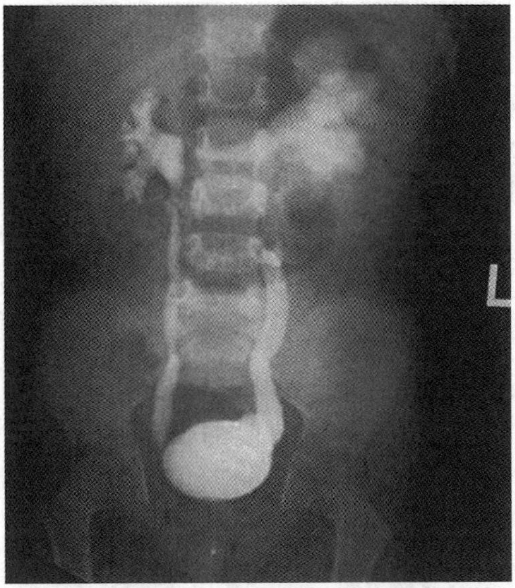

图 9-6　VCUG 显示双侧膀胱输尿管反流

国际反流研究机构根据排尿性膀胱尿道造影将原发性膀胱输尿管反流分为5度：

Ⅰ度　反流仅达输尿管。

Ⅱ度　反流至肾盂肾盏，但无扩张。

Ⅲ度　输尿管轻度扩张或/和弯曲，肾盂轻度扩张和穹隆轻度变钝。

Ⅳ度　输尿管中度扩张和弯曲，肾盂肾盏中度扩张，但多数肾盏仍维持乳头形态。

Ⅴ度　输尿管严重扩张和迂曲，肾盂肾盏严重扩张，多数肾盏乳头形态消失。

（2）静脉尿路造影可很好地显示肾影形态：通过所显示的肾轮廓，可计算肾实质的厚度和肾的生长情况。肾盏变钝、输尿管扩张可能是膀胱输尿管重度反流的表现。

（3）超声检查可用于计算肾实质厚度和肾生长情况。并可作为常规筛查，及诊断明确后常规随诊检查手段。

放射性核素膀胱造影，能准确确定有无反流，但对确定反流分级不够精确，可作为随诊观察。

（4）肾核素扫描可显示肾瘢痕情况，用于随诊病儿有无新瘢痕形成，比较手术前后的肾功能，并用于评价肾小球和肾小管功能（图 9-7）。

2. 膀胱镜检查

不作为常规检查，可在决定继续使用药物治疗之前，用来了解输尿管口的形态和位置、输尿管膀胱黏膜下段的长度、输尿管口旁憩室、输尿管是否开口于膀胱憩室内或异位输尿管口。

3. 尿动力学检查

原发性膀胱输尿管反流可合并膀胱功能异常可达50%~75%，因此尿动力学检查非常重要，可针对性用药。

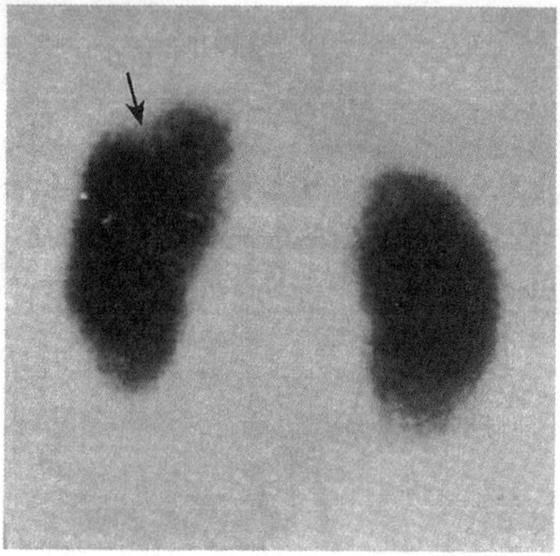

图 9-7　肾核素扫描可显示右肾瘢痕

五、反流的影响

反流使部分尿液在膀胱排空后仍停留在尿路内，并为细菌从膀胱上行到肾内提供了通路，因此反流常并发尿路感染，表现急性肾盂肾炎的临床症状和无症状的慢性肾盂肾炎过程。Hodson（1959）首先认识肾瘢痕经常发生于泌尿系感染反复发作的小儿，并观察到肾瘢痕常发生在肾上极伴杵状扩张的肾盏。有肾瘢痕的小儿中，97%有膀胱输尿管反流，因此Bailey（1973）用“反流性肾病”一词描述这种异常。新生儿及婴儿的集合管相对粗大，易于发生肾内反流。Wenberg等（1975）指出肾瘢痕是获得性的，4.5%的女孩第一次尿路感染时有肾瘢痕，第二次尿路感染的女孩，17%有肾瘢痕。新瘢痕的发生总是在反复发作尿路感染的小儿中，反流越严重，发生进行性瘢痕或新瘢痕的机会越高。肾瘢痕发生可以很快，也可在长时间之后出现。

患反流的小儿中，有30%~60%发生肾实质瘢痕，肾瘢痕的程度与反流的严重度成正比。Smellie等将瘢痕分成四级。

第 1 级：仅有 1~2 个肾实质瘢痕。

第 2 级：较广泛、不规则的瘢痕，部分区域有正常肾组织。

第 3 级：全部肾实质变薄，伴广泛的肾盏变形。

第 4 级：肾萎缩。

（一）肾小球和肾小管功能

反流对肾功能的影响，与尿路部分性梗阻对肾脏的影响很相似。反流时上尿路回压增加，肾单位远端首受其害，因此肾小管功能受损早于肾小球。无菌反流影响肾小管的浓缩能力，且持续时间较长。感染对肾小管浓缩能力的影响，在感染根除后 6 周内恢复；反流损害肾浓缩能力，在反流消失后改善。肾小球功能在有肾实质损害时受影响，并与肾实质损害的程度成正比。

（二）肾的生长

肾内反流合并生长障碍有不同的原因，一些可能是胚胎发生被抑制，如肾发育不全或肾发育不良同时合并反流；一些则是因反流引起的获得性生长障碍。Ibsen 等（1977）发现肾生长和持续反流的关系，长期反流的病儿发生肾脏不生长。Smellie 等（1981）发现大多数反流的病儿，用预防性抗生素控制感染，肾脏以正常的比例生长。在 70 例反流的小儿中 100/111 肾生长是正常的，11 个肾生长障碍者中，10 个有反复泌尿系感染史。Mcrae 等（1974）发现，轻度反流肾生长正常，严重反流影响肾生长，明显肾瘢痕者，反流消失后肾仍可生长。但近代研究指出，75%小肾在反流消失后仍保持其形态，恢复肾正常生长的是少数。单侧肾瘢痕可致对侧肾代偿性肥大。

（三）身体的生长

Dwoskin 和 Perlmatter（1973）报道一组反流病儿多有体重偏低。Merrell 等（1974）报道 35 例在经外科矫治反流后，身体生长改善。

（四）高血压

有肾瘢痕的反流患者，在成年后发生高血压的机会较高。高血压的发生与肾素有关，肾瘢痕越少，发生高血压的危险越小。患双侧严重肾瘢痕的小儿随访 20 年以上，18%有高血压，单侧病变者为 8%。Wallece 等（1978）总结 166 例反流病儿，接受了成功的抗反流手术，术后 10 年发现 12. 8%患有高血压，这些病儿都有肾瘢痕。Torres 等（1983）评价 67 个患双侧反流的成年人，其中 23 个（34%）患者有高血压，多数人有双肾瘢痕或肾功能不全。

（五）肾衰竭

肾衰竭随反流和肾瘢痕而发生，主要发生在患双侧肾瘢痕伴高血压的患者，佛罗里达大学统计 110 例有肾瘢痕的小儿肾移植中，7%~10%是反流患儿。

六、反流的自然过程

原发性膀胱输尿管反流，一般随年龄增长逐渐好转，可能是因膀胱内输尿管段和三角区肌肉的生长和成熟之故。反流自然消失由 Shopfner（1970）提出，认为与小儿的年龄和反流的程度有关。Duckett（1988）报告在他们的实验中，如果感染被控制，反流自然消失率Ⅱ度为 63%、Ⅲ度为 53%、Ⅳ度为 33%。Edwards 等（1977）发现，静脉尿路造影显示正常输尿管口径的小儿，85%原发反流可自然消失。Birminghan 反流研究组（1983）指出，患严重反流的小儿，随访 2 年，26%有部分或完全消失。Skoog 等（1987）报告Ⅰ、Ⅱ、Ⅲ度反流在一长时间的随访中，有完全相同的消失曲线，其中小部分年龄到 5 岁时，反流已全部消失。Billy 等（1982）报告一组病儿，<5 岁有Ⅰ~Ⅲ度反流，随访 5 年的自然消失率Ⅰ度为 82%，Ⅱ度为 80%，Ⅲ度为 46%。Lenaghan 分析一组 102 例反流病儿，42%反流自然消失，其中单侧反流自然消失率是 65%，在双侧反流中，输尿管无扩张者，自然消失率是 50%，有输尿管扩张的仅有 3 例（9%）反流自然消失。感染和肾瘢痕并不直接影响反流的消失，但肾瘢痕多见于严重反流的病例，反流自行消失机会少。Ⅴ度反流不易自行消失的，由于输尿管的严重扩张，常被称为反流性巨输尿管。

七、治疗

（一）药物治疗

原发性膀胱输尿管反流，在许多小儿随生长发育可自然消失。无菌尿的反流不引起肾损害，可长期应用抗菌药物治疗，预防尿路感染，防止炎症损害肾脏，也为反流自然消失赢得时间。

所选择的药物应当是抗菌谱广、易服用、价廉、对病儿毒性小、尿内浓度高、对体内正常菌群影响极小的抗菌制剂。抗菌药物的使用应以其最小剂量而足以控制感染。感染发作时使用治疗量，感染被控制后改用预防量，预防量应为治疗量的 1/2~1/3，这样很少引起副作用。预防量睡前服用，是因夜间尿液在体内存留时间最长，更易引起感染。服药时间一直持续到反流消失为止。

药物治疗期间，应定期随诊观察。每 3 个月做一次体格检查，记录身高、体重、血压。实验室检查包括尿液分析、血红蛋白、白细胞计数等，每年做一次肌酐清除率。以上检查也要根据病儿的病情随时调整。为了解尿液是否保持无菌，每 1~3 个月做一次尿培养，细菌培养阳性者，应相应地调整治疗。静脉尿路造影在感染控制后 18~24 个月重复检查，如有感染发作，应于近期内重复检查。排尿性膀胱尿道造影在诊断后 6 个月重复检查，以后大约间隔 12 个月重复一次，以后的检查也可改用放射性同位素膀胱造影。

对膀胱功能异常的原发性反流患儿不主张积极手术，应先改善患儿的排便功能，同时根据尿动力检查结果针对性用药改善膀胱功能。这种膀胱功能异常的患儿出现泌尿系感染概率非常高，同时术后复发反流可能性非常大。治疗主要包括改善便秘药物、排尿训练、盆底肌训练等等，必要时抗胆碱能神经药物治疗。

（二）手术治疗

1. 适应证

下列情况应考虑手术治疗：①年龄大于 2~3 岁，不能自然消失的Ⅳ~Ⅴ度反流。②较大的输尿管口旁憩室或输尿管开口于膀胱憩室内。③异位输尿管口。④膀胱输尿管反流和梗阻同时并存。⑤异常形态的输尿管口。⑥药物治疗不能控制感染或不能防止感染复发。⑦肾小球滤过率下降。⑧显著的肾生长抑制。⑨进行性肾瘢痕形成或新瘢痕形成。⑩药物不能耐受或家长要求手术治疗。

2. 常用手术方法

抗反流的输尿管膀胱再吻合术，或称输尿管膀胱再植术，有多种术式，分为经膀胱外、经膀胱内和膀胱内外联合操作三大类。目前较常用的术式有下列几种。

手术方法通常按照输尿管路径分类：经膀胱内、膀胱外入路；也还可以根据膀胱黏膜下隧道与输尿管开口相对位置来分类，分为开口上或开口下。也有按照开放和微创手术分类的。

（1）经膀胱内入路手术：沿下腹部，耻骨上皮纹做横行切口，横断腹直肌前筋膜，向上分离至脐下，向下分离至耻骨联合。保护好椎状肌。在中线分开腹直肌，以暴露膀胱。也可以在腹直肌前鞘白线中线打开。

将腹膜向上推移，与膀胱顶部分开。沿中线向下打开膀胱至膀胱颈上 2cm。在膀胱顶部和膀胱壁两侧使用牵引线。盘状膀胱牵引器可以提供良好的暴露。

在三角区找到输尿管开口，插入 3F 或 4F 导管做牵引和标记。在松解输尿管之前，可以在黏膜下注射 1 ∶ 200 000 的肾上腺素减少出血。采用针状电刀距输尿管孔大约 1 至 2mm 的膀胱黏膜上做环形切口。输尿管的松解最好从 6 点开始，保护输尿管外膜，防止缺血性损伤。轻轻牵拉导管，用直角钳和电灼将输尿管从膀胱上分离出到膀胱外。注意保护好腹膜。对男孩，输尿管开口内侧肌层下是输精管，一定要识别，避免损伤。当输尿管可以无张力到达对侧膀胱时，可以依靠经验和实践，通过不同的手术方法，建立膀胱黏膜下隧道。

①横向推进膀胱黏膜下隧道输尿管再植术（Cohen 手术）（图 9-8）：1975 年 Cohen 报道的术式，将分离后的输尿管横跨三角区上方的横向黏膜下隧道，

与膀胱黏膜吻合，起到防反流作用。

操作：用组织剪沿输尿管开口在三角区上方做横向推进黏膜下隧道，隧道长度与输尿管直径比例是5 ：1。当只有一个输尿管再植时，隧道指向对侧输尿管开口上方。当两侧输尿管都再植时，可以在三角区上方做一个隧道供两条输尿管穿过，也可以做两个隧道。注意，如果隧道长度短，可以将输尿管向输尿管开口外上方移位，远离三角区，获得更大的扩展黏膜下隧道空间。也可以裁剪或者折叠输尿管，减小直径，缩短隧道长度。在隧道的起始部，要适当切开膀胱肌层，以免造成输尿管折角梗阻。输尿管黏膜袖口可以保留，并吻合到光滑的膀胱黏膜上。其中输尿管口一定要与膀胱肌层固定一针，防止输尿管回缩。开口应该能容纳直角钳头部以免狭窄。

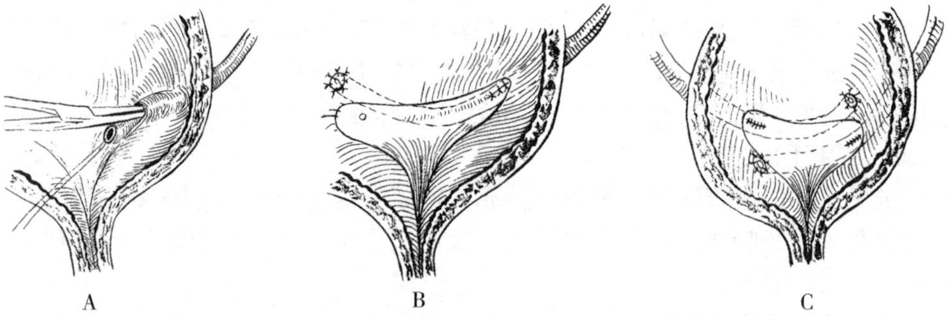

图 9-8　Cohen 输尿管膀胱吻合术示意图

Cohen 手术简单，效果良好，成功率多达到 99%，已经成为经膀胱内入路最常用的手术。

Cohen 手术的缺点是新输尿管开口偏向外侧，影响逆行插管、输尿管镜置入。有学者推荐经耻骨上膀胱造瘘、经膀胱镜放置静脉导管指导输尿管导管进入，或使用纤维输尿管镜等方法。

②Politano-Leadbetter 手术（输尿管口上方隧道）：1958 年 Politano 和 Leadbetter 报道了该术式。黏膜下隧道做在原输尿管开口上方。优点是建立较长的隧道，适合重度反流。而且输尿管开口还在原来部位，不影响输尿管插管和将来可能的输尿管镜操作。缺点是输尿管易移位、形成折角、损伤膀胱后组织，操作比 Cohen 手术困难，所以后者应用更多。

操作：膀胱内输尿管松解后，在原输尿管开口上方，相当于做隧道长度处切开。在 Politano-Leadbetter 最早的描述中，用直角钳盲目经膀胱后方穿透膀胱后壁到新开口。这种操作容易穿入腹腔，损伤肠管、输精管、阴道或其他邻近器官。后来改良的方法是用牵引线或静脉牵引器牵拉开膀胱后壁，在直视下分离，输尿管从原开口退出再通过新切口进入膀胱。从新的切口和原开口之间建立黏膜下隧道。隧道长度也取决于输尿管直径，保证5 ：1 比例（长：宽）。隧道需要足够的容积来保护输尿管的收缩。牵拉输尿管通过隧道至原开口固定。一定要做斜面吻合，避免狭窄。并且插 5F 导管通过输尿管，确认输尿管没有扭曲。输尿管再植无梗阻最确切的证据是在输尿管开口看到喷尿。

③Glenn-Anderson 手术：1967 年，Glenn 和 Anderson 报道了该手术。输尿管分离方法同前。使用组织剪向膀胱颈方向建立黏膜下隧道，但开口和膀胱颈之间的距离限制了隧道的长度。他们在 1978 年又提出改良，通过切开原输尿管口附近的逼尿肌来建立更长的隧道。由于输尿管开口靠近膀胱颈，输尿管口远端的吻合较困难。该手术也有 98%成功率。

④Paquin 技术：Paquin 在 1959 年报道了结合膀胱内外入路的手术。特点是在膀胱外游离输尿管，避开了 Politano-Leadbetter 手术中分离输尿管的困难。治疗原发性膀胱输尿管反流的成功率超过 95%。

操作：在膀胱外分离出输尿管膀胱交界部，结扎输尿管开口。将腹膜小心推移开，在原输尿管口上方直视下将直角钳戳入膀胱，建立新的开口。新开口处从远端将黏膜和逼尿肌分开，黏膜下隧道的长度根据输尿管宽度掌握，也按照5 ：1 比例建立隧道。其余操作与 Politano-Leadbetter 技术相似。

改良的 Paquin 技术特别适用于扩张明显的输尿管、复杂的和再植失败病例，因为该入路可以获得较长黏膜下隧道。

（2）经膀胱外入路：Lich 等（1961）在美国和 Gregoir 等（1964）在欧洲分别报道了经膀胱外入路输尿管再植手术。优点是膀胱没有打开，可以减少术后的血尿和膀胱痉挛。

操作：输尿管从髂内动脉发出闭塞的脐动脉处穿过，这是识别输尿管很好的解剖标志。结扎闭塞动脉，下方就是输尿管。在输尿管进入膀胱外周围分离输尿管。从膀胱输尿管连接部向上切开膀胱肌层达膀胱黏膜，建立包埋输尿管的切口。将输尿管紧贴膀胱黏膜，从远端向近端缝合肌层，包埋输尿管。逼尿肌的关闭建立了黏膜下隧道。黏膜下隧道的长度根据输尿管宽度掌握，也按照5 ：1 比例建立隧道。

手术后有 20%的尿潴留，多见于在双侧经膀胱外入路再植的儿童。可能是切开逼尿肌时过度使用了电灼，导致支配膀胱神经被破坏。有人研究发现盆神经丛主要位于输尿管膀胱连接部的背部和中部附近。较小的神经分支走行于输尿管外面薄层组织。可以通过紧贴输尿管分离、减少电灼的使用等可以来预防神经损伤。

术后留置 Foley 导尿管 24～48 小时，一些作者甚至认为不需要留置尿管。如果出现尿潴留，通过留置导尿管或间断导尿，患儿在 1 到 2 周内可以排尿，这说明神经损害的可逆性。

（3）腹腔镜手术在纠正反流中的应用：经腹腔镜手术有三种方式，即经膀胱外入路再植、Gil-Vernet 技术和 Cohen 手术。

腹腔镜输尿管再植的手术原则与方法和开放手术相同，区别只是入路。由于小儿盆腔小，视野受限制，经腹腔镜操作较处理上尿路困难。建立气膀胱、腹腔镜下分离输尿管，建立膀胱黏膜下隧道、缝合等技术需要长时间的学习曲线。机器人辅助腹腔镜较传统腹腔镜提供了更容易学习、掌握操作的平台，只是由于费用昂贵、设备少，在国内开展较少。

①Gil-Vernet 技术：该手术方法很简单，于三角区中央切开膀胱黏膜，将两个输尿管口横向缝合，使开口向中央靠拢，相对延长输尿管黏膜下隧道。手术适应证少，只是限于输尿管反流程度轻，输尿管开口明显偏外的少部分病例，Okamura（1999）以及 Cartwright 等（1996）报道了成功率分别有 59% 和 62.5%。

②经膀胱外入路再植：是腹腔镜下纠正输尿管反流最常用的手术。操作步骤如下。

第一步，Trocar 放置：脐部放入腹腔镜。另外两到三个操作孔沿下腹横切口的中间和两端进入腹腔。

第二步，输尿管在盆腔边缘最容易辨认。横向切开腹膜，显露输尿管。膀胱镜下置入的输尿管导管可以帮助辨认输尿管。

第三步，建立隧道：使膀胱处于半充盈状态，通过腹壁悬吊膀胱。牵引线在逼尿肌做隧道方向牵拉。从远端开始切开逼尿肌。远端尽量使用剪刀，避免损伤膀胱神经。逼尿肌下的黏膜膨出不如开放手术明显，因为膀胱充盈相对少，也被气腹挤压。

第四步，输尿管放置在新隧道中，在最接近末端处固定输尿管，从输尿管口远端开始缝合逼尿肌，包埋输尿管。缝合完成后，松开膀胱牵引线，充盈膀胱，观察输尿管，以确认没有成角或扭曲畸形。膀胱内留置导尿到术后 12～24 小时。

③内镜下跨三角区再植（Cohen 手术）：为了避免干扰腹腔和儿童盆腔小带来的操作不便，Yeung 等（2005）最早描述了用标准腹腔镜设备建立气膀胱，再做 Cohen 再植手术。Peters 和 Woo（2005）随后报道了用机器人辅助技术帮助建立黏膜下隧道和输尿管吻合术。具体操作：

第一步，操作孔道放置：患者取仰卧位，双腿分开，做膀胱镜检查，充水。在膀胱镜直视下用牵引线经皮固定膀胱壁，防止膀胱顶切开时移位。取出膀胱镜，插入尿道管，建立气膀胱。二氧化碳气体充气压开始为 10mmHg，插入

5mm 的腹腔镜。在直视下切开两侧操作口。

第二步，输尿管的解剖：经输尿管开口插入输尿管导管，缝线固定做牵引。如开放 Cohen 手术一样用电勾分离输尿管至膀胱外。

第三步，建立膀胱黏膜下隧道：用电钩在对侧输尿管开口上方切开，黏膜下隧道从原输尿管开口向新裂口用剪刀潜行横向推进。保证隧道长度与输尿管直径比例是 5 ∶ 1。将输尿管穿过隧道与膀胱黏膜吻合。

手术后留置导尿管 24 小时。国内很多作者也陆续报道了开展该手术的满意效果。

（4）输尿管再植手术一些注意事项：对于输尿管再植手术病例一定要明确膀胱功能是否正常，因为相当一部分再植术后并发输尿管反流或者输尿管狭窄的病例都有膀胱功能异常。分离远端输尿管要足够松弛，没有张力。建立膀胱黏膜下隧道长度与输尿管直径比例尽量达到 5 ∶ 1。如果输尿管直径过大，需要采用输尿管裁剪，或者折叠的方法减少输尿管管径，保护好输尿管的血管供应。注意男孩的输尿管进入膀胱内侧有输精管，分离时避免损伤。输尿管通过黏膜下隧道时防止扭曲、成角或缠绕，还要防止输尿管黏膜吻合处狭窄。保证对输尿管的肌肉支撑，以获得有效的抗反流机制。要轻柔的处理膀胱，减少术后血尿和膀胱痉挛。

不管是开放还是腹腔镜手术，对于各种手术方法，适应证与操作是一样的。开放手术中的 Cohen 手术操作简单，效果稳定，应用最广泛。腹腔镜手术要在具有一定操作基础上，选择合适病例进行，切忌为了开展微创手术，盲目操作。手术安全有效最重要。

（5）术后并发症：最常见的术后并发症是未能消除反流，其次是新的输尿管膀胱连接部的术后梗阻，这可能是由于输尿管血液供应的破坏或输尿管穿入膀胱壁段扭曲所致。也可有术后反流和梗阻并存。

（6）术后随访：超声检查是排除术后梗阻的最好方法，术后 4~8 周即可应用，术后 2~4 个月可做排尿性膀胱尿道造影了解手术是否成功，有无反流和憩室存在，如检查结果正常，1 年后再复查，若仍无反流者，以后不需复查。交替应用静脉尿路造影和超声检查，用于随访肾结构，计算肾生长。肾核素扫描用于了解肾瘢痕。

（7）内镜下输尿管口旁注射某种物质：内镜下输尿管口旁注射某种物质，治疗反流已有十余年的历史，即使用一种特制针头，经膀胱镜在输尿管开口旁的黏膜下注入一定量的生物合成微粒悬液，使输尿管口适当紧缩，以阻止反流。近年来注射技术的成功率已达 90%，但远期效果有待观察。最早应用 Teflon 注射，但注射的 Teflon 可渗入血流，引起生命器官的栓塞，或注射局部形成肉芽肿。因此人们在不断寻找其他物质，如牛胶原、Deflux（葡聚糖颗粒和1%的高分子透明质酸钠各半混合的悬液）、软骨细胞、生物玻璃微球、固体硅胶悬液等。学者们仍致力于寻找理想的生物材料，以实现轻中度反流得以治愈，避免长期服用抗生素之苦。

参考文献

[1] 夏术阶，吕福泰，辛钟成，林桂亭．郭应禄男科学．第2版［M］．北京：人民卫生出版社，2019.
[2] 苏泽轩，邱剑光．泌尿外科临床解剖学［M］．济南：山东科学技术出版社，2019.
[3] 周祥福，湛海伦．泌尿外科图像解剖与诊断［M］．广州：广东科技出版社，2019.
[4] 晏继银，郑航．泌尿外科常见病诊疗图解［M］．武汉：湖北科学技术出版社，2020.
[5] 宋刚．前列腺癌精准诊断与治疗［M］．北京：人民卫生出版社，2019.
[6] 郭应禄，周利群，孙颖浩．泌尿外科内镜诊断治疗学［M］．北京：北京大学医学出版社，2016.
[7] 孙颖浩．实用泌尿外科手册［M］．北京：科学出版社，2016.
[8] 侯建全．实用泌尿外科学．第3版［M］．北京：人民卫生出版社，2019.
[9] 孙颖浩．吴阶平泌尿外科学［M］．北京：人民卫生出版社，2019.
[10] 叶章群．泌尿外科疾病诊疗指南．第3版［M］．北京：科学出版社.2017.
[11] 郭震华．实用泌尿外科学．第2版［M］．北京：人民卫生出版社，2016.
[12] 赖力．图解泌尿外科手术配合［M］．北京：科学出版社，2015.
[13] 刘定益．泌尿微创手术学［M］．郑州：河南科学技术出版社，2020.
[14] 李虹．泌尿外科疾病临床诊疗思维［M］．北京：人民卫生出版社，2015.
[15] 陈俊汇，周军，叶章群．泌尿外科腹腔镜教程［M］．北京：人民卫

生出版社，2016.
[16] 郭应禄，周利群，金杰．泌尿外科学（上卷）[M]．北京：北京大学医学出版社，2019.
[17] 陈在贤．实用男科手术学 [M]．郑州：河南科学技术出版社，2019.
[18] 李学松，王刚，张骞．泌尿外科病例精粹 [M]．北京：北京大学医学出版社，2017.
[19] 黄健．中国泌尿外科和男科疾病诊断治疗指南：2019 版 [M]．北京：科学出版社，2020.
[20] 任宇．泌尿生殖系肿瘤诊疗经验与手术技巧 [M]．郑州：河南科学技术出版社，2019.